O SOLZINHO DE TODAS AS CORES

CRISTINA MARTINEZ

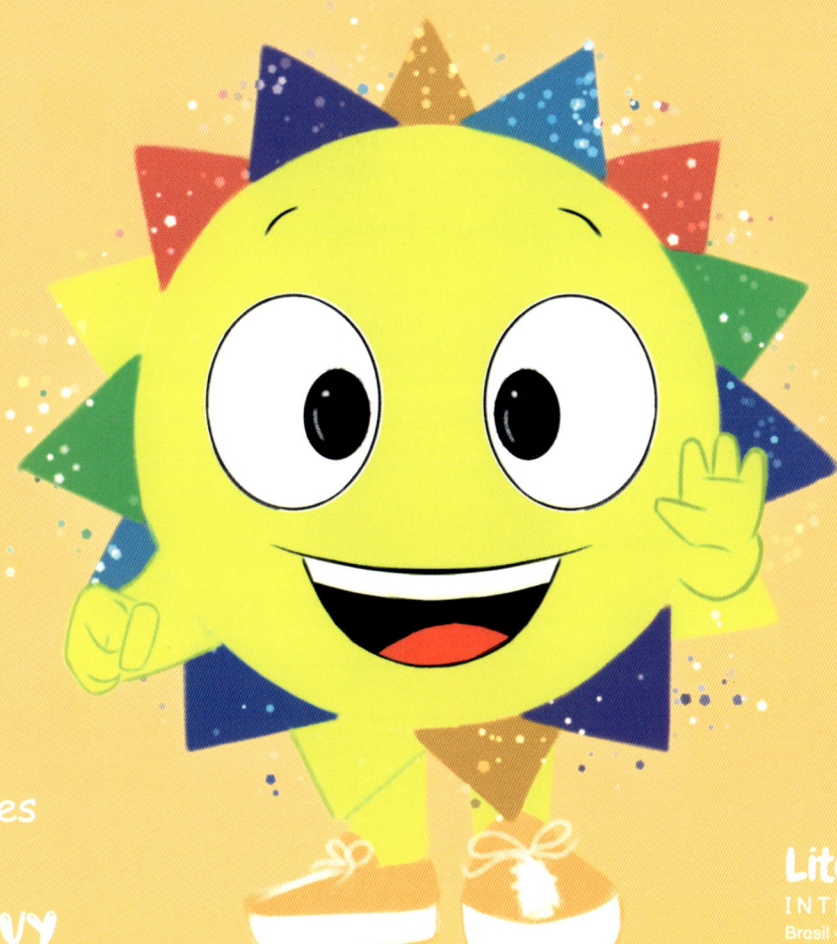

Ilustrações
THEO TRESOLAVY

Literare Kids INTERNATIONAL
Brasil - Europa - USA - Japão

Copyright© 2021 by Literare Books International.
Todos os direitos desta edição são reservados à Literare Books International.

Presidente: Mauricio Sita

Vice-presidente: Alessandra Ksenhuck

Diretora executiva: Julyana Rosa

Diretora de projetos: Gleide Santos

Capa e ilustrações: Theo Tresolavy

Diagramação: Gabriel Uchima

Revisão: Rodrigo Rainho

Relacionamento com o cliente: Claudia Pires

Impressão: Impressul

Dados Internacionais de Catalogação na Publicação (CIP)
(eDOC BRASIL, Belo Horizonte/MG)

M385s Martinez, Maria Cristina Marcon.
O solzinho de todas as cores / Maria Cristina Marcon Martinez. – São Paulo, SP: Literare Books International, 2021.
20 x 20 cm

ISBN 978-65-5922-107-3

1. Ficção brasileira. 2. Literatura infantojuvenil. I. Título.
CDD 028.5

Elaborado por Maurício Amormino Júnior – CRB6/2422

Literare Books International.
Rua Antônio Augusto Covello, 472 – Vila Mariana – São Paulo, SP.
CEP 01550-060
Fone/fax: (11) 2659-0968
site: www.literarebooks.com.br
e-mail: literare@literarebooks.com.br

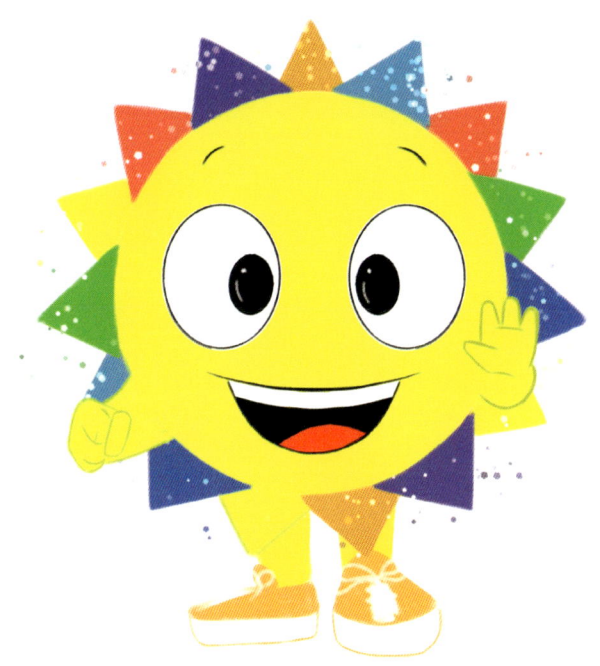

O SOLZINHO DE TODAS AS CORES

CRISTINA MARTINEZ

Ilustrações
THEO TRESOLAVY

O Solzinho saiu para fazer uma aventura pelo lindo céu azul.
Lá, ele encontrou suas amigas, as Nuvens!

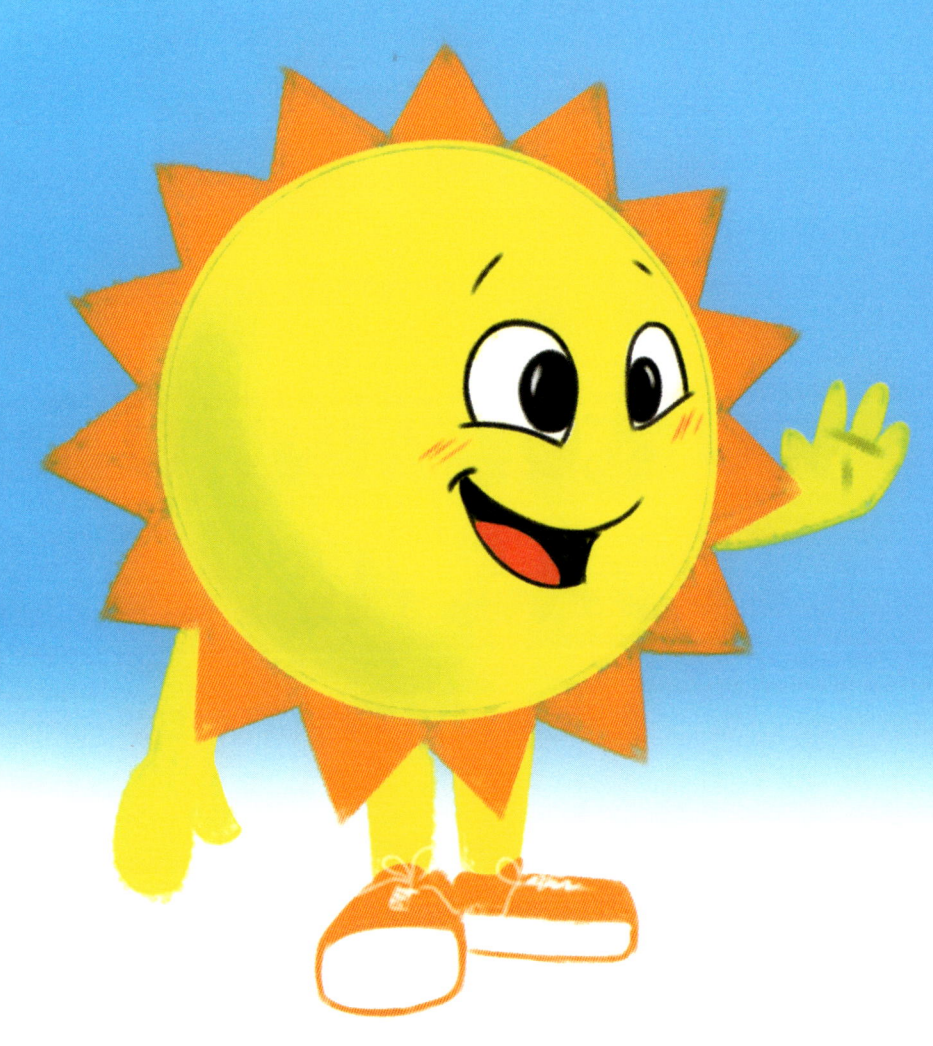

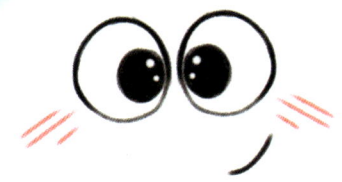
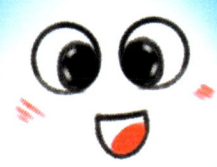
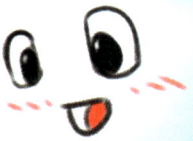

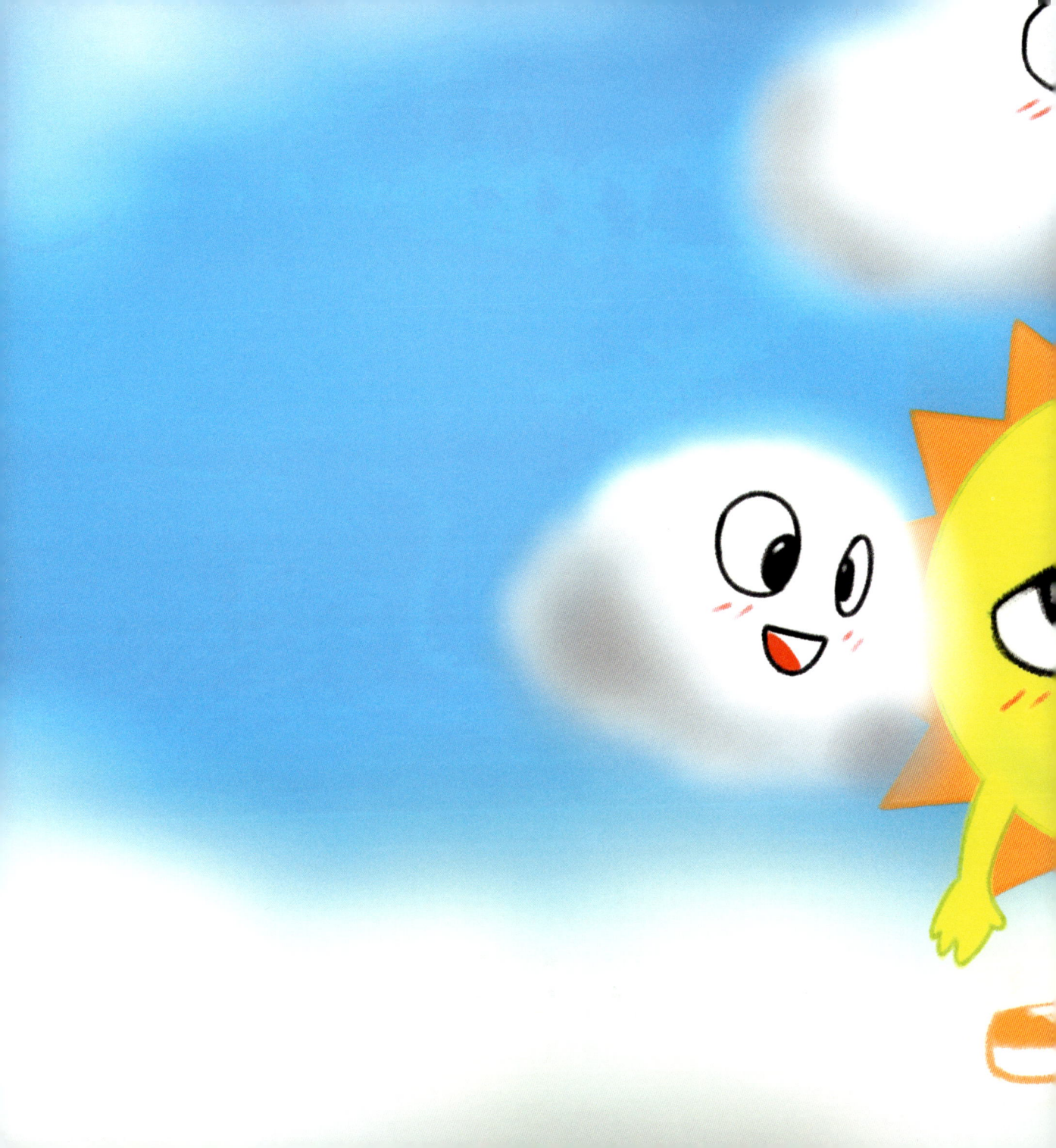

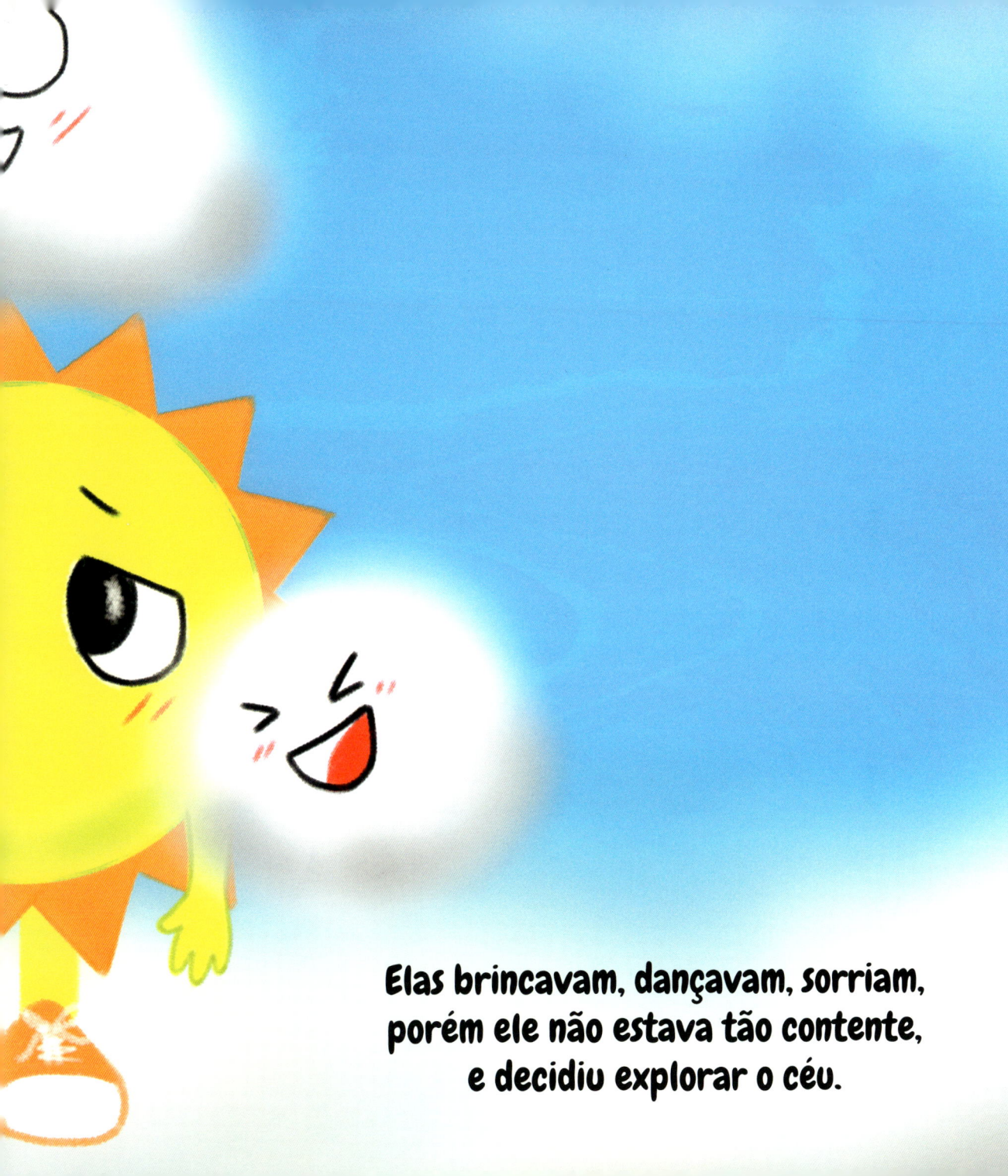

Elas brincavam, dançavam, sorriam, porém ele não estava tão contente, e decidiu explorar o céu.

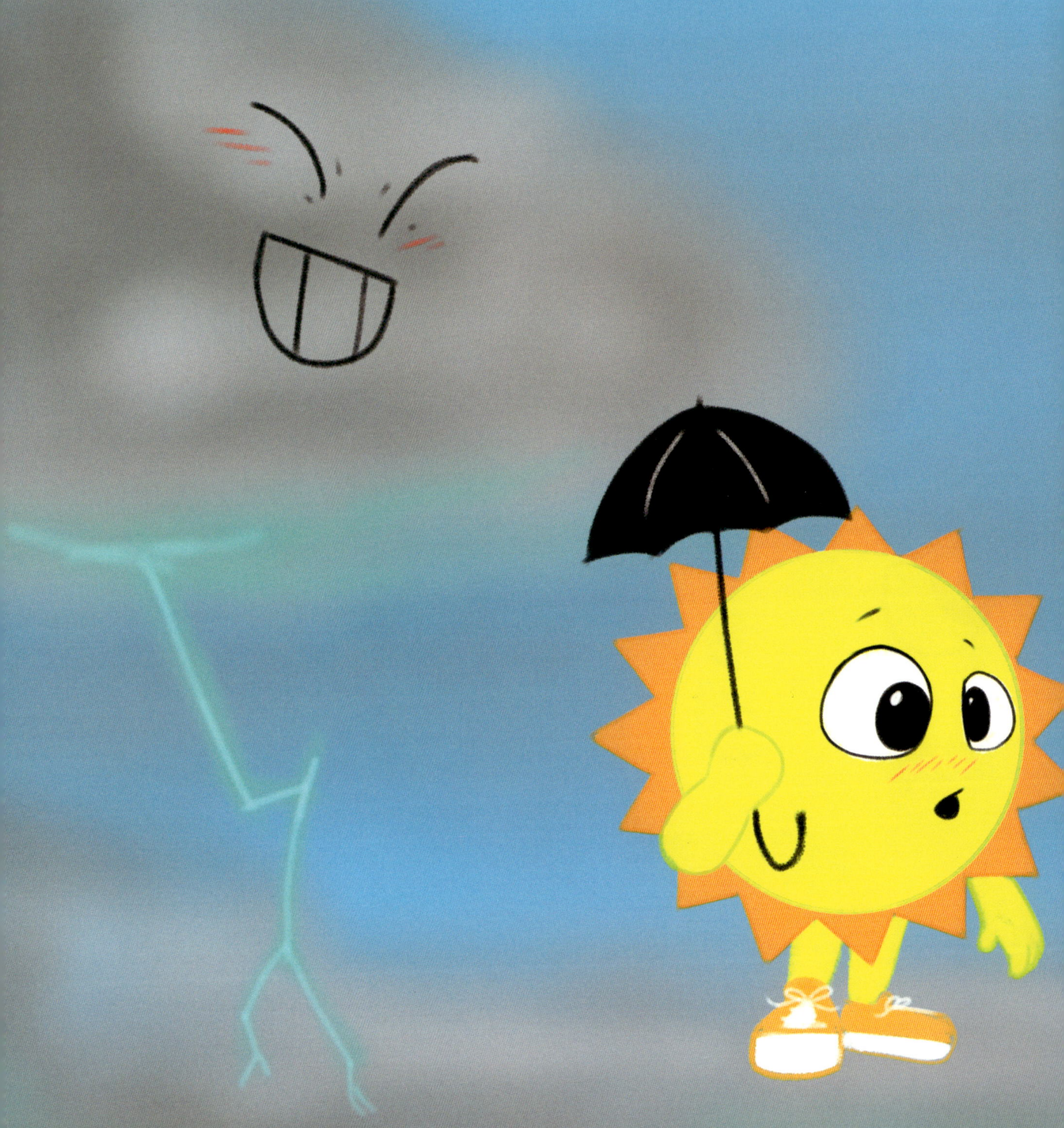

Quando, de repente, entre Trovões, nuvens escuras carregadinhas de água, olhou, observou e viu algo que despertou sua atenção...

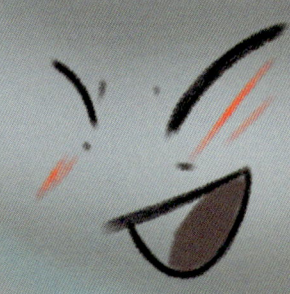

Era o sr. Arco-Íris!

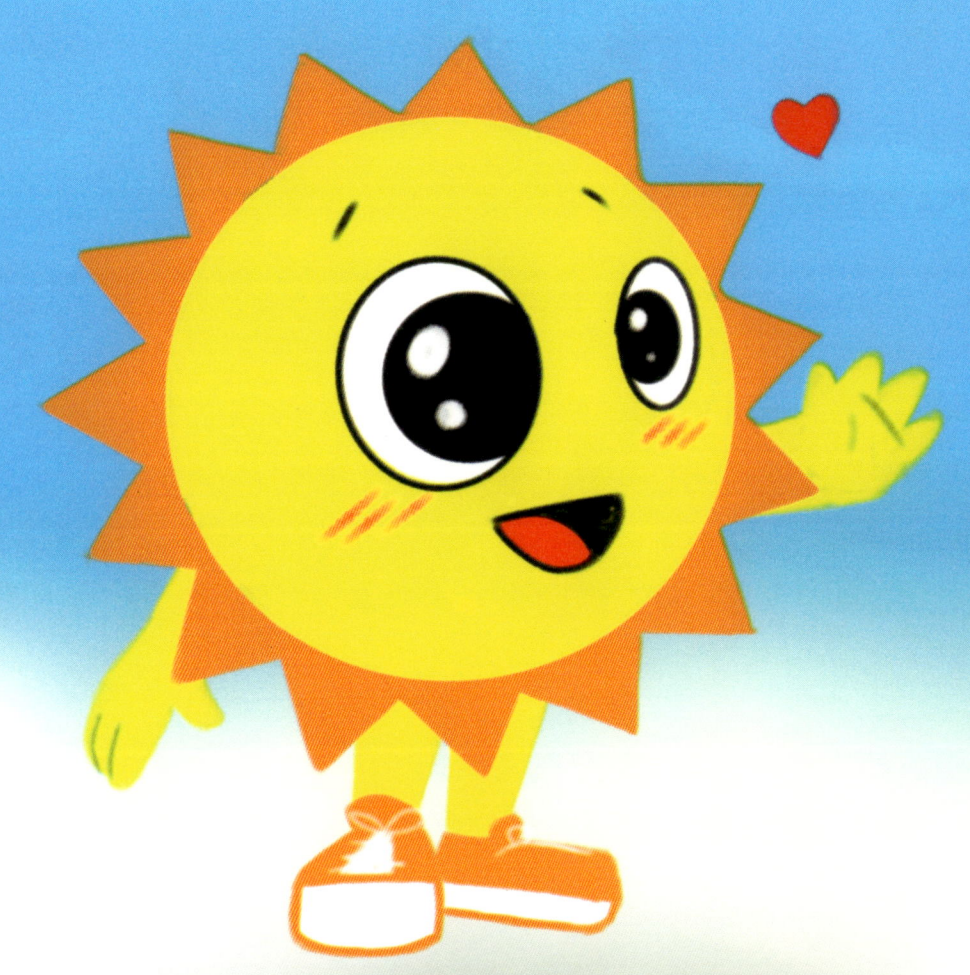

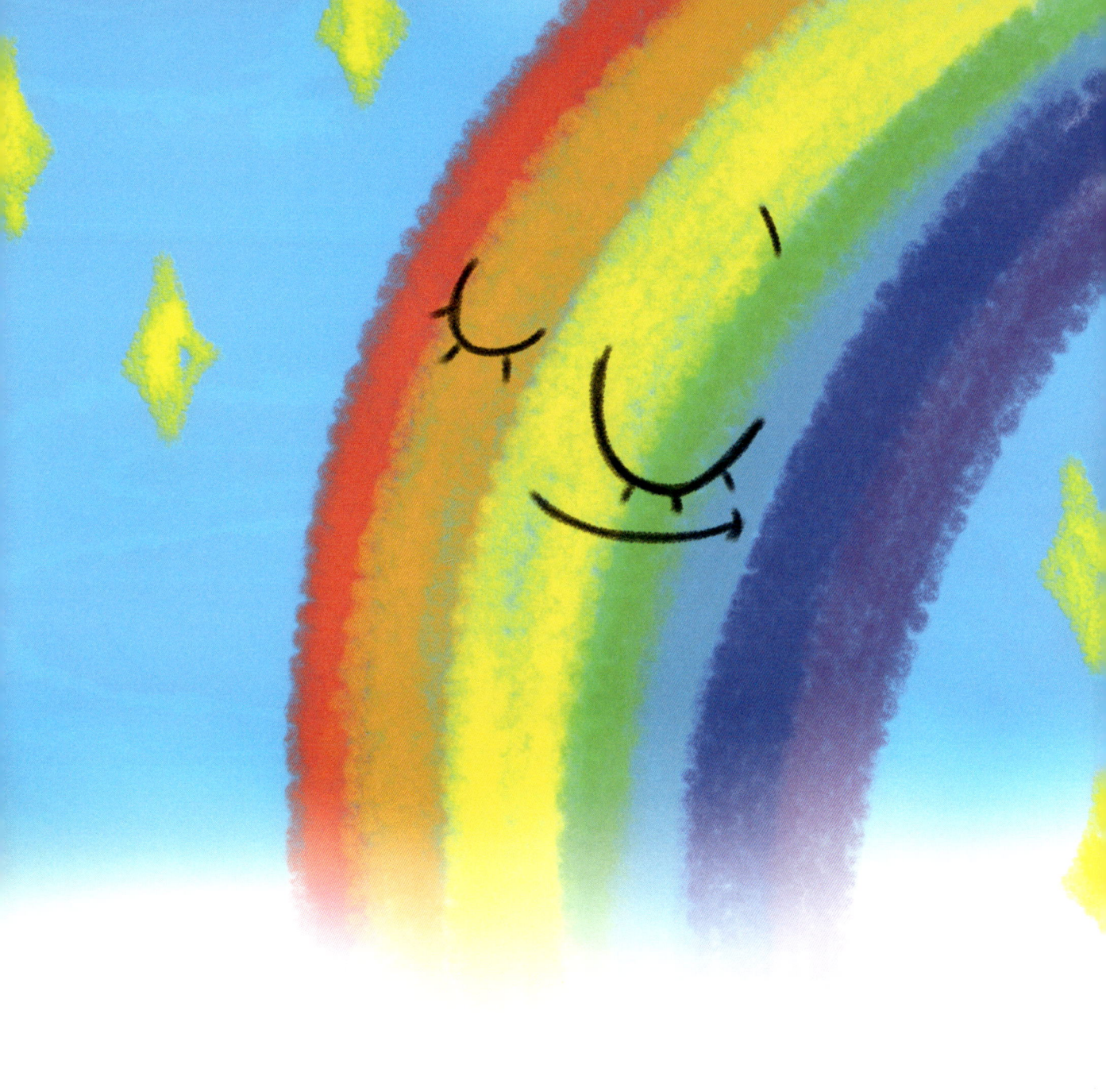

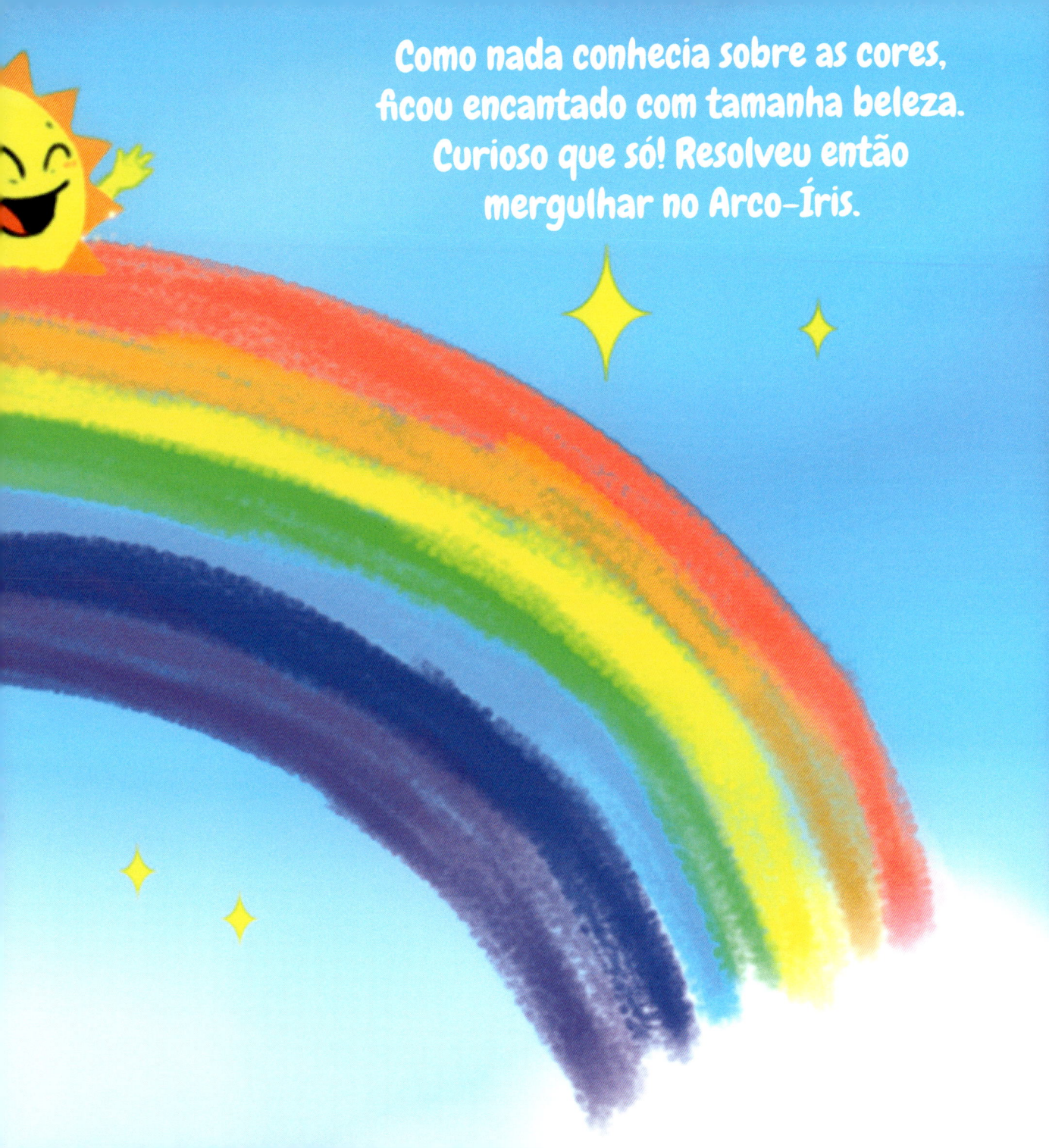

Como nada conhecia sobre as cores, ficou encantado com tamanha beleza. Curioso que só! Resolveu então mergulhar no Arco-Íris.

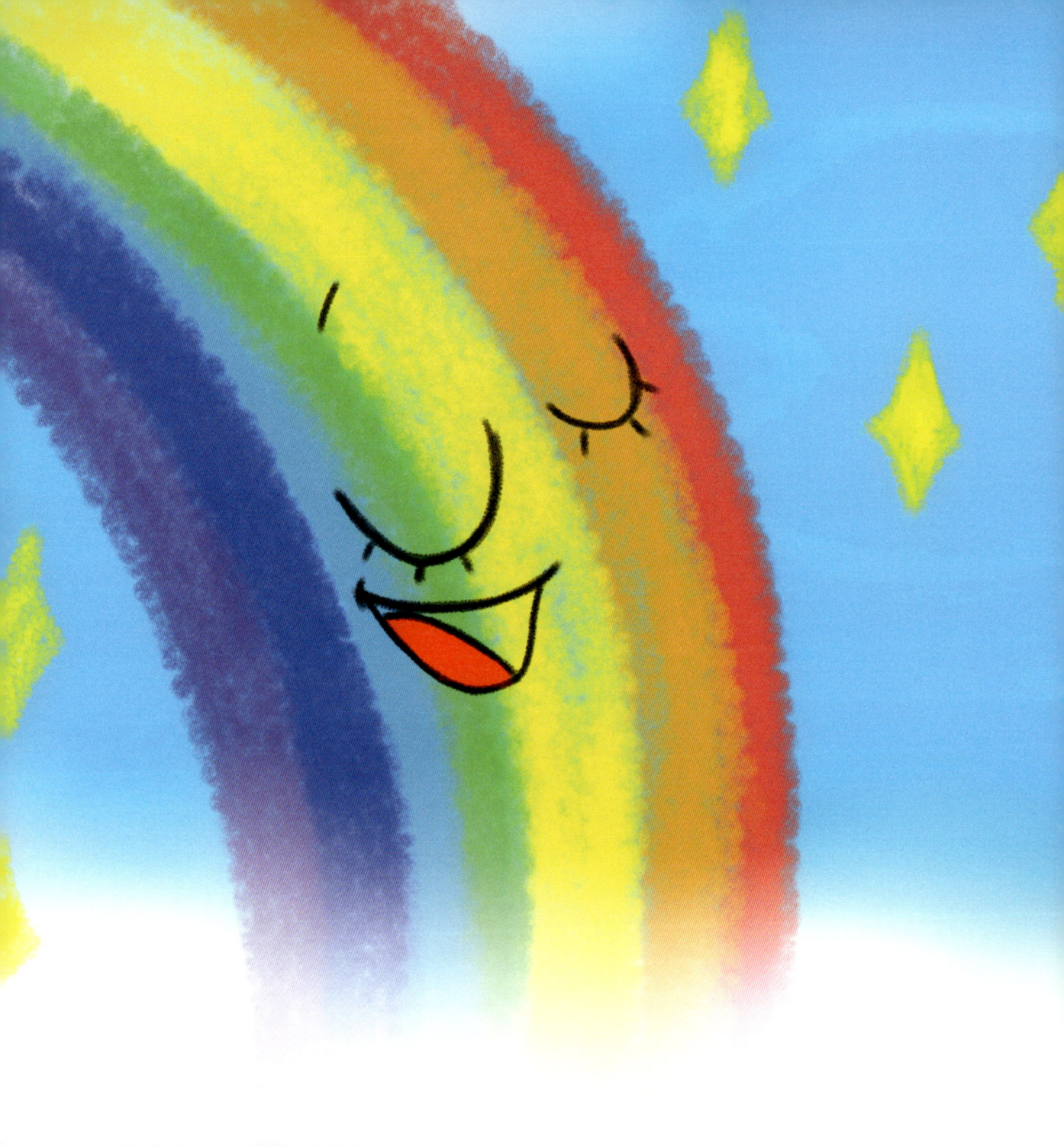

– Arco-Íris, poderia me ensinar a ser colorido como o senhor?

E o Arco-Íris respondeu:

– Solzinho, você é o astro-rei! Cada um tem sua beleza e cor neste universo.

O Solzinho pensou e decidiu ser como o Arco-Íris.

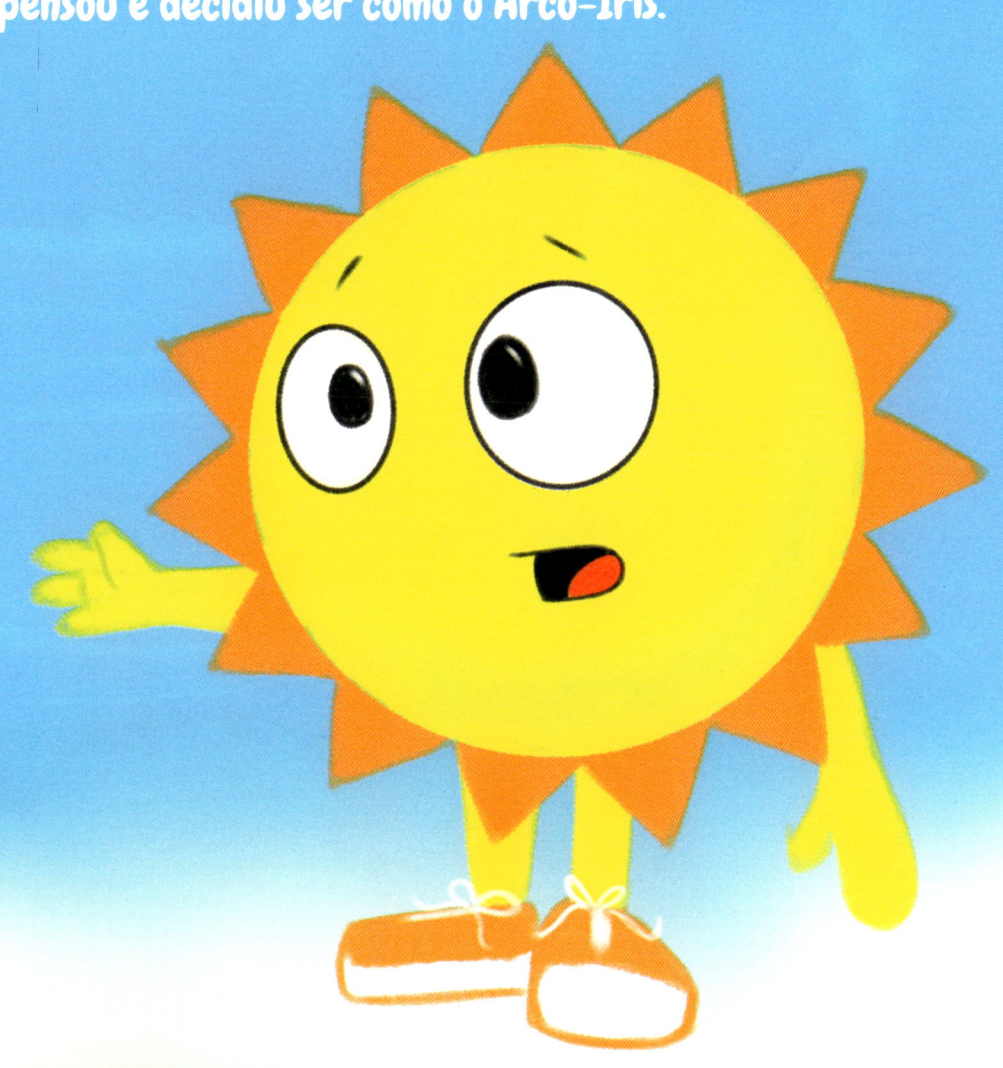

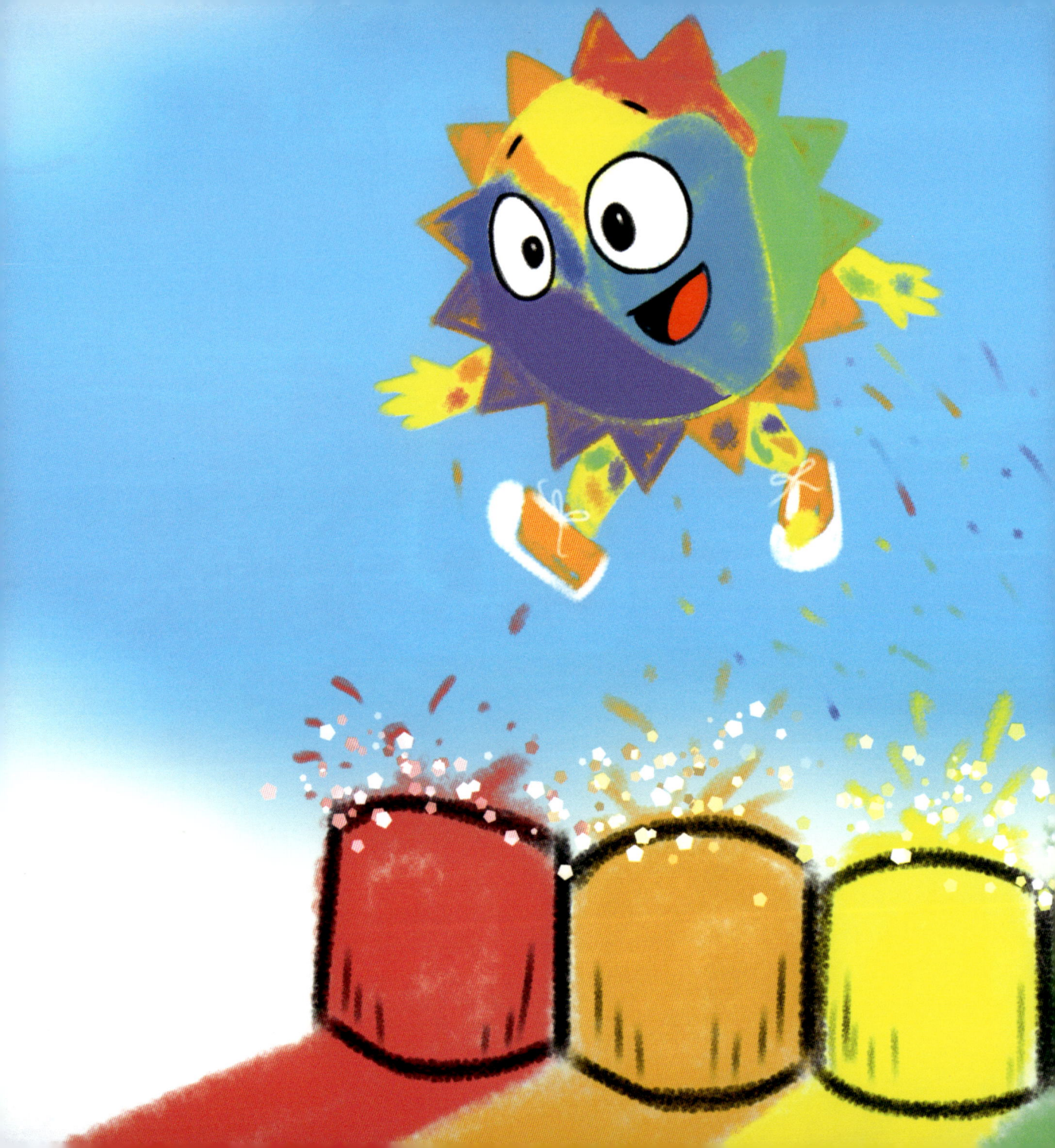

E lá se foi o Solzinho,
mergulhou de uma só vez em todos
os potes de cores e ficou todo colorido.

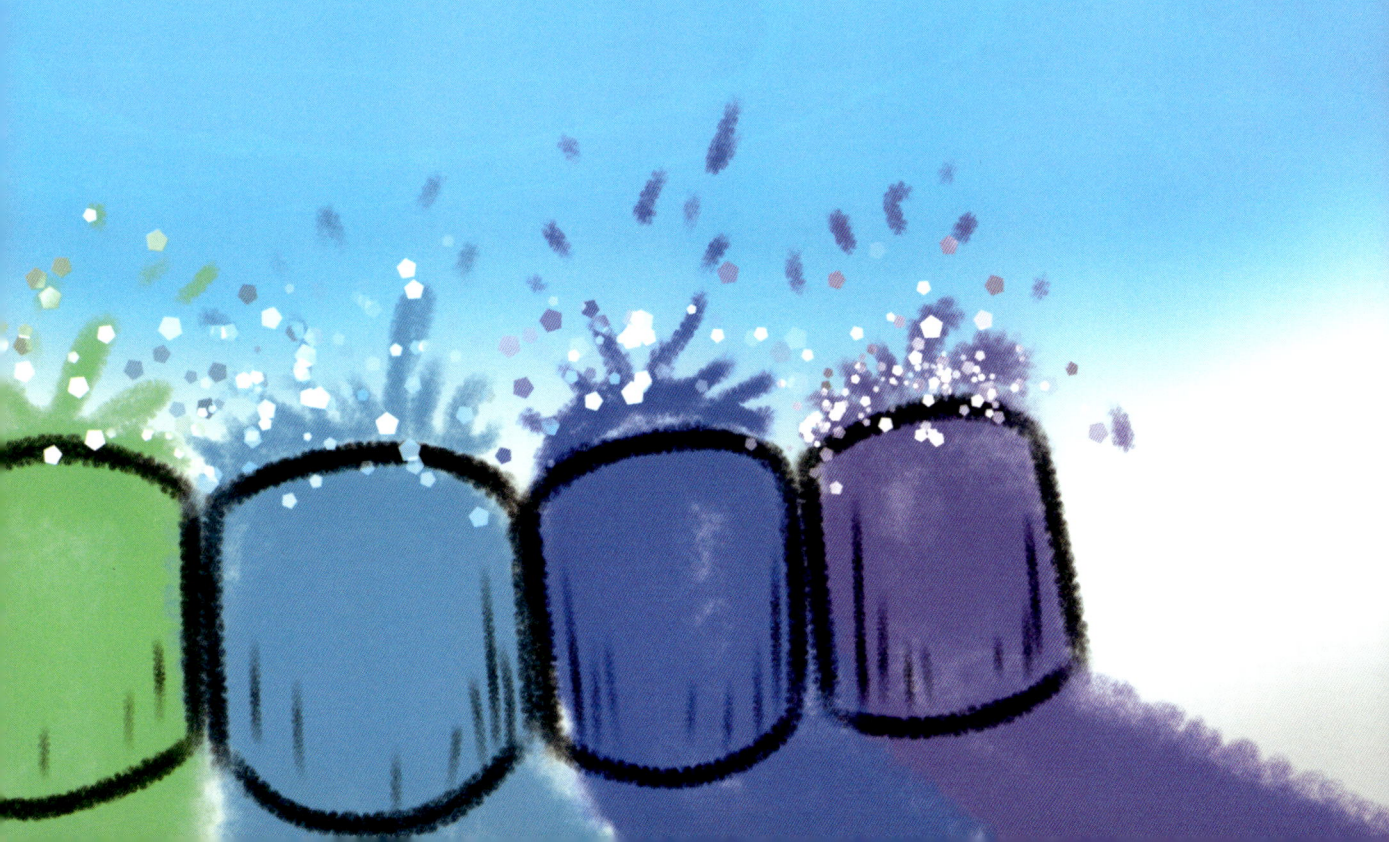

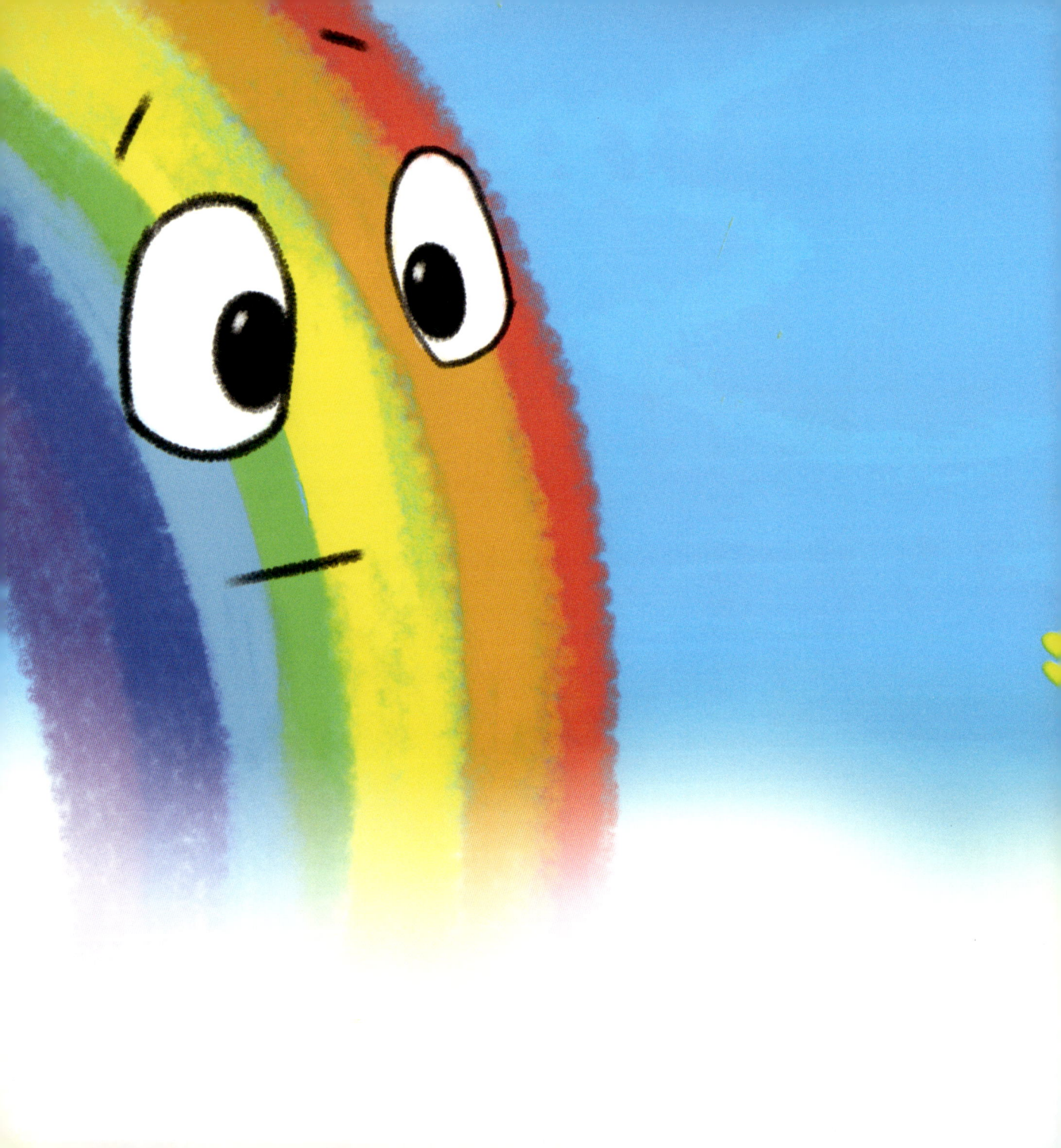

Ele olhou, olhou e concluiu:
— Eu não me sinto à vontade tão colorido assim.

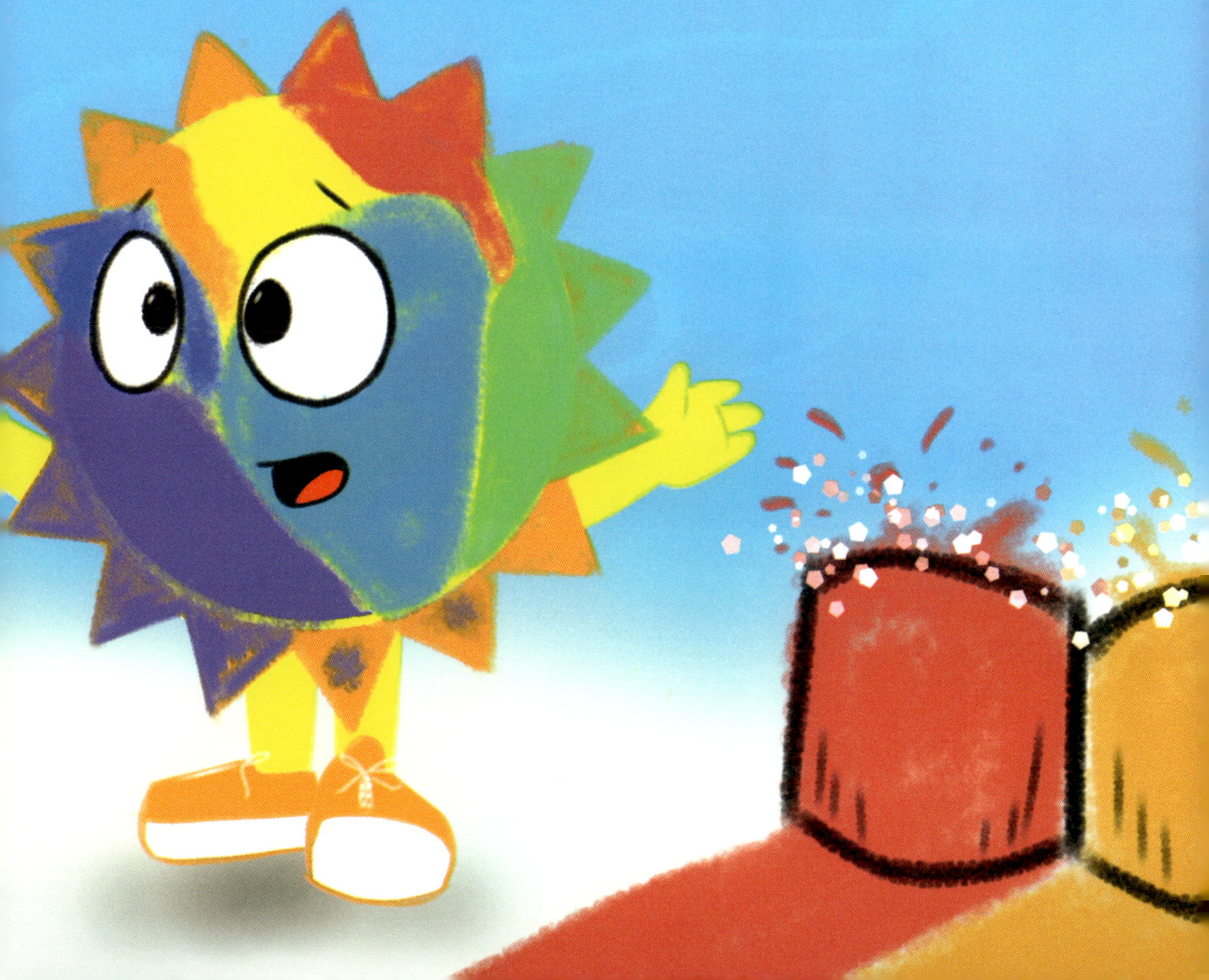

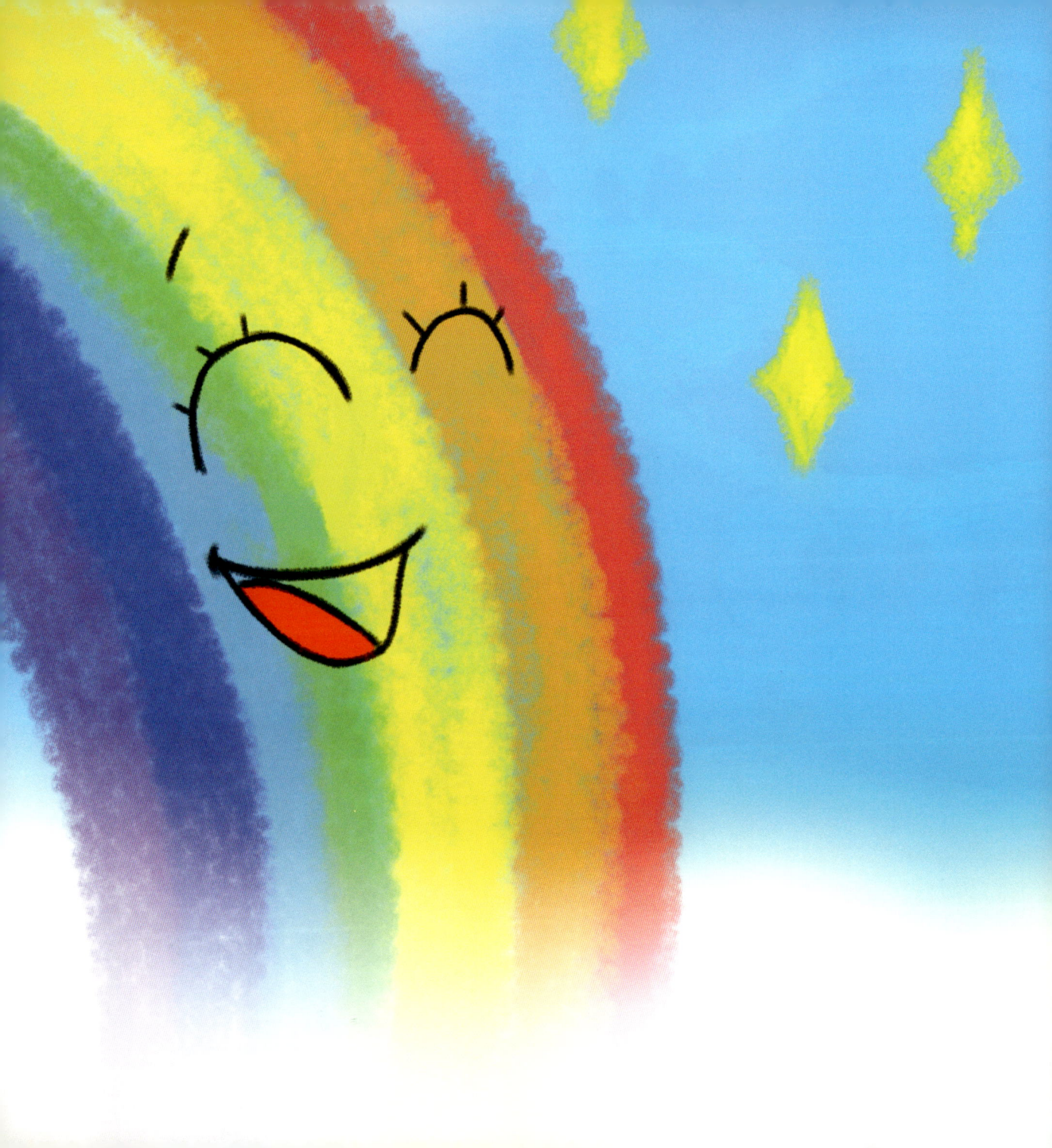

Então pensou:

— Senhor Arco-Íris, já sei! Vou mergulhar em uma cor de cada vez, assim aprenderei o valor de cada uma e verei qual cor posso escolher.

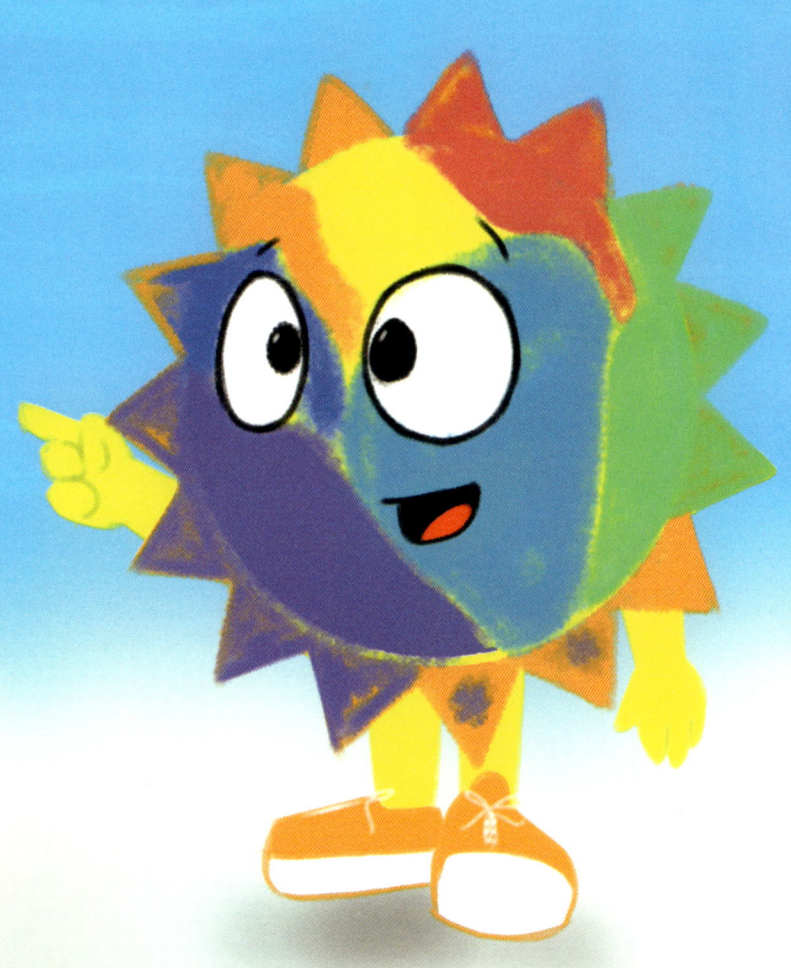

O senhor Arco-Íris, pronto para ajudar seu amigo, respondeu:

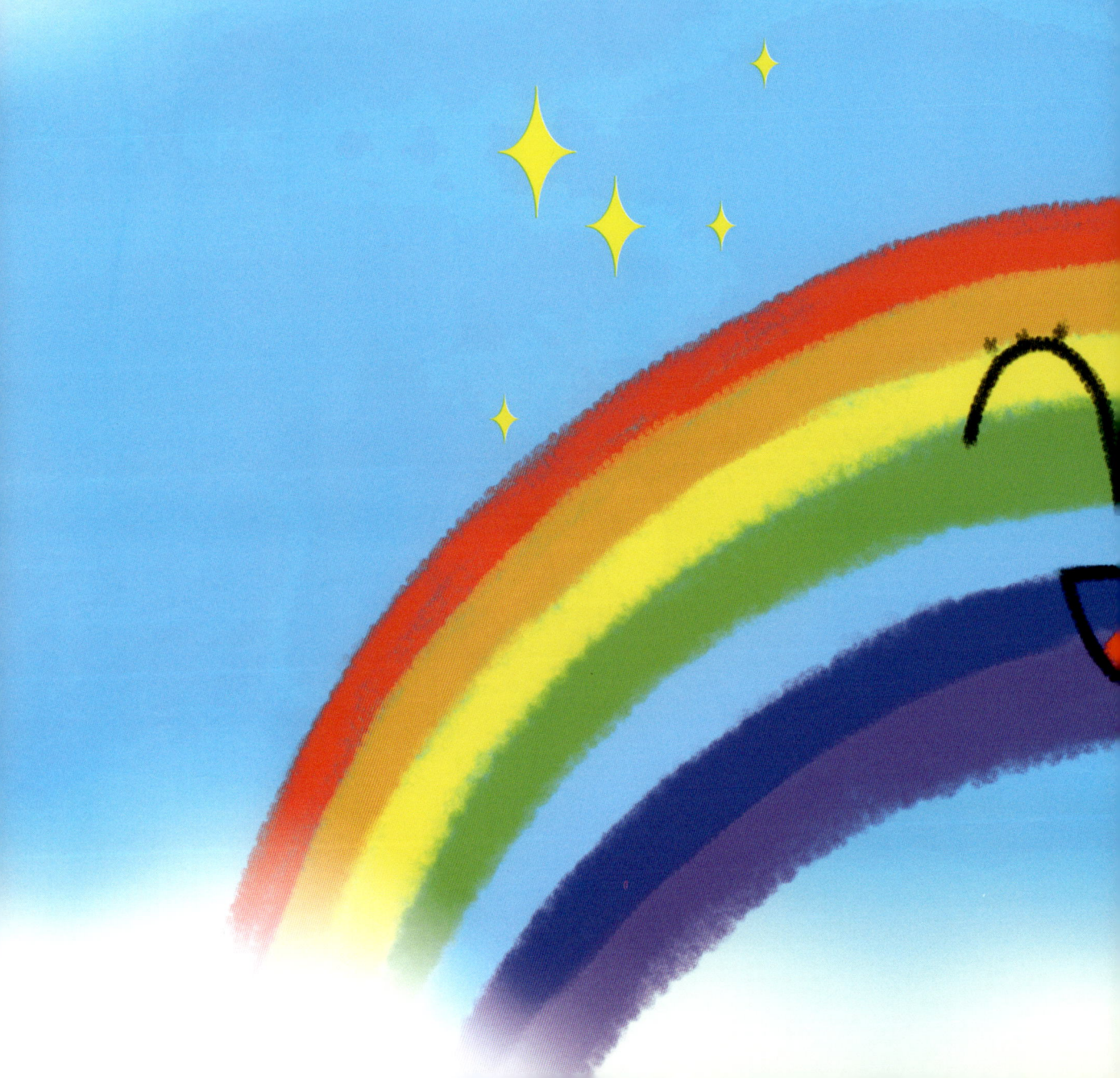

— Claro, Solzinho! Mergulhe e sinta as belezas das minhas cores. Escolha qualquer uma, gostaria de vê-lo feliz.

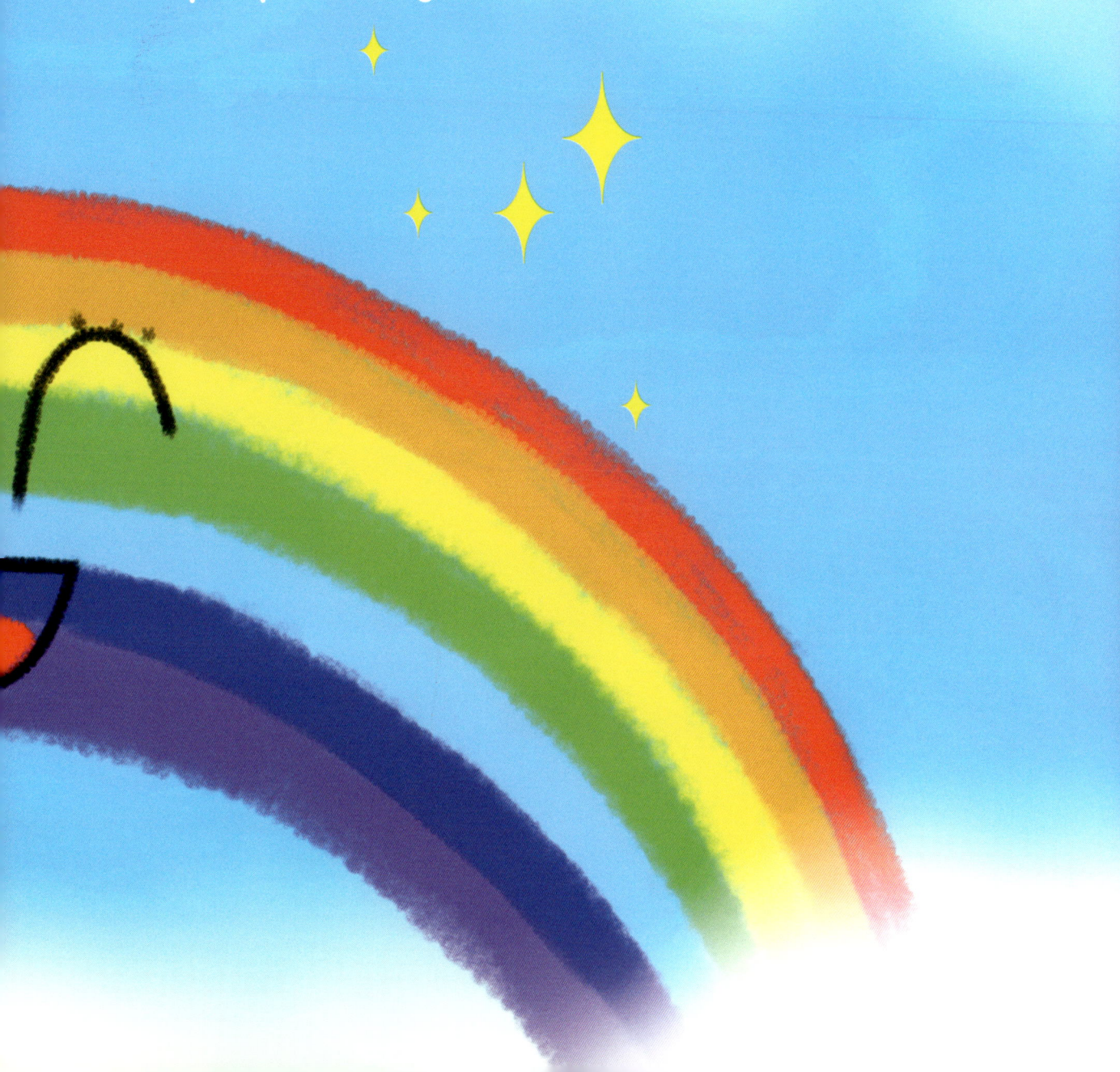

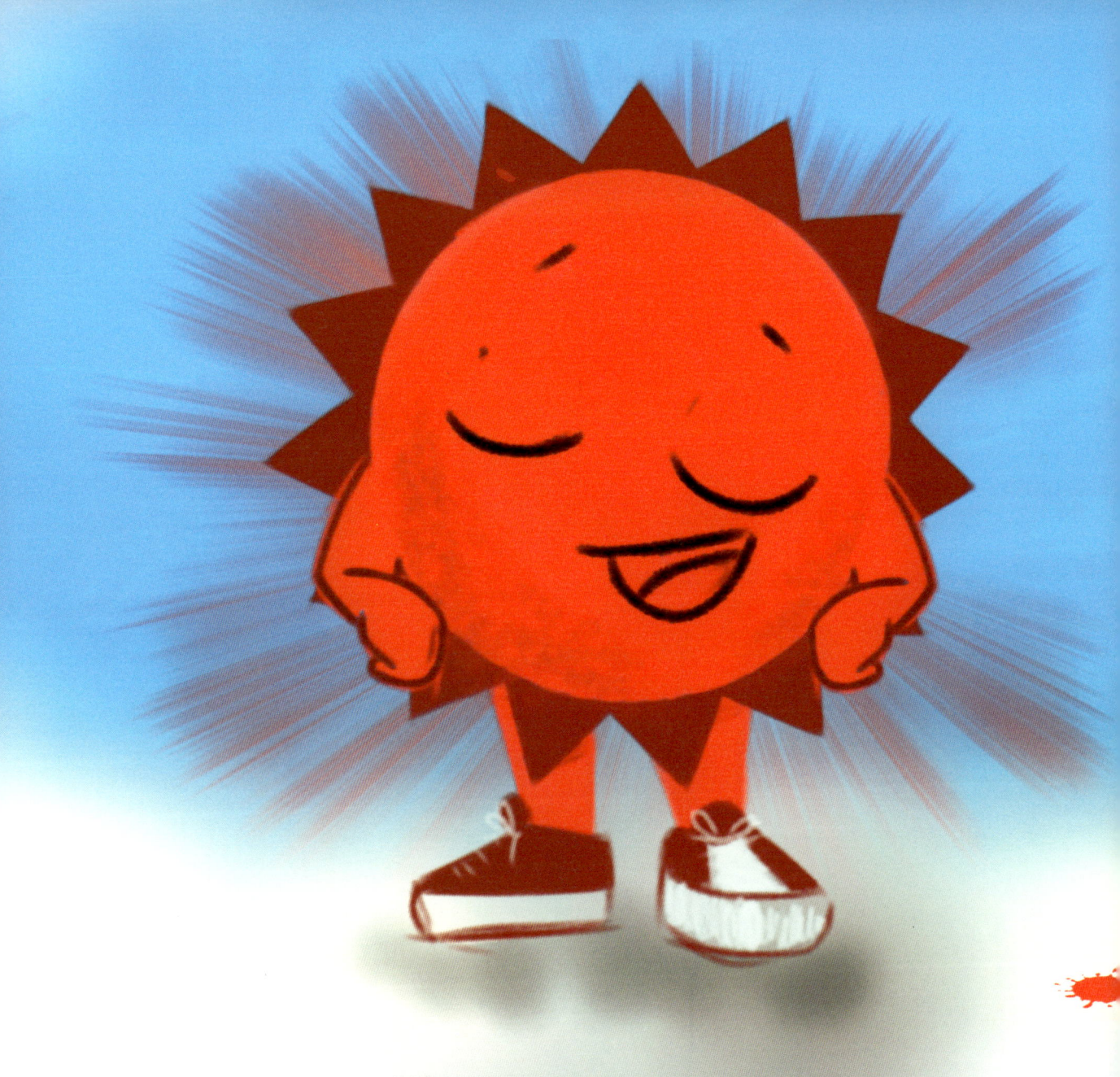

Rapidamente, o Solzinho mergulhou na cor vermelha...

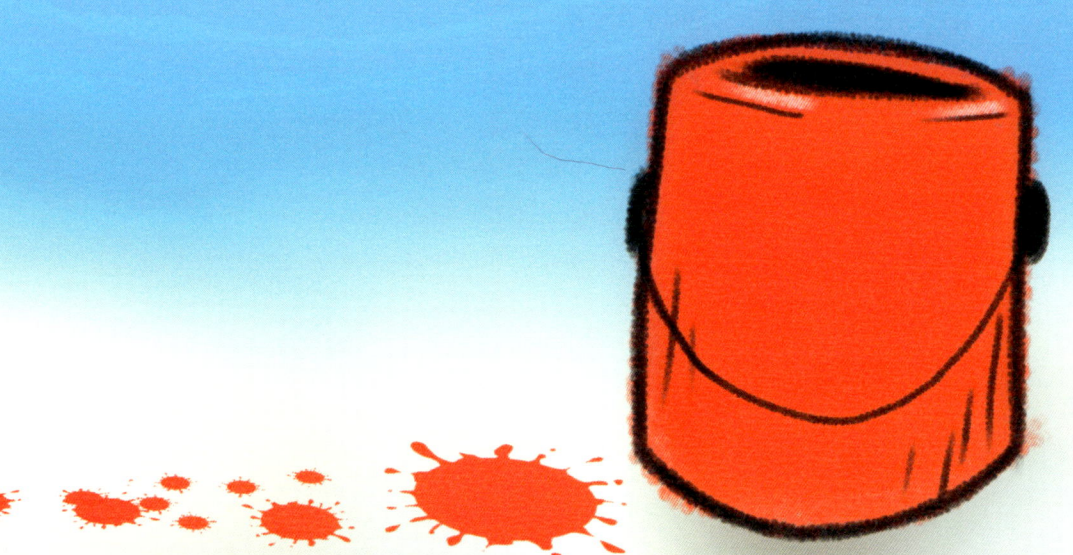

Saiu todo vermelhinho,
sentiu-se corajoso e cheio de energia.

Mas ainda não estava satisfeito, algo o incomodava.

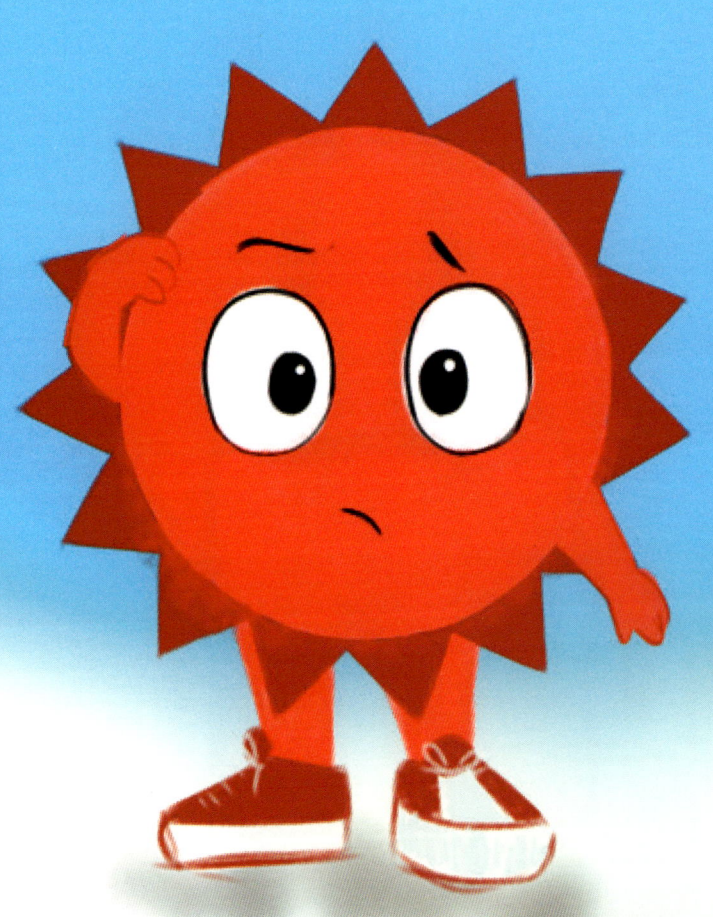

Hummmm...

Então foi conhecer a cor laranja.

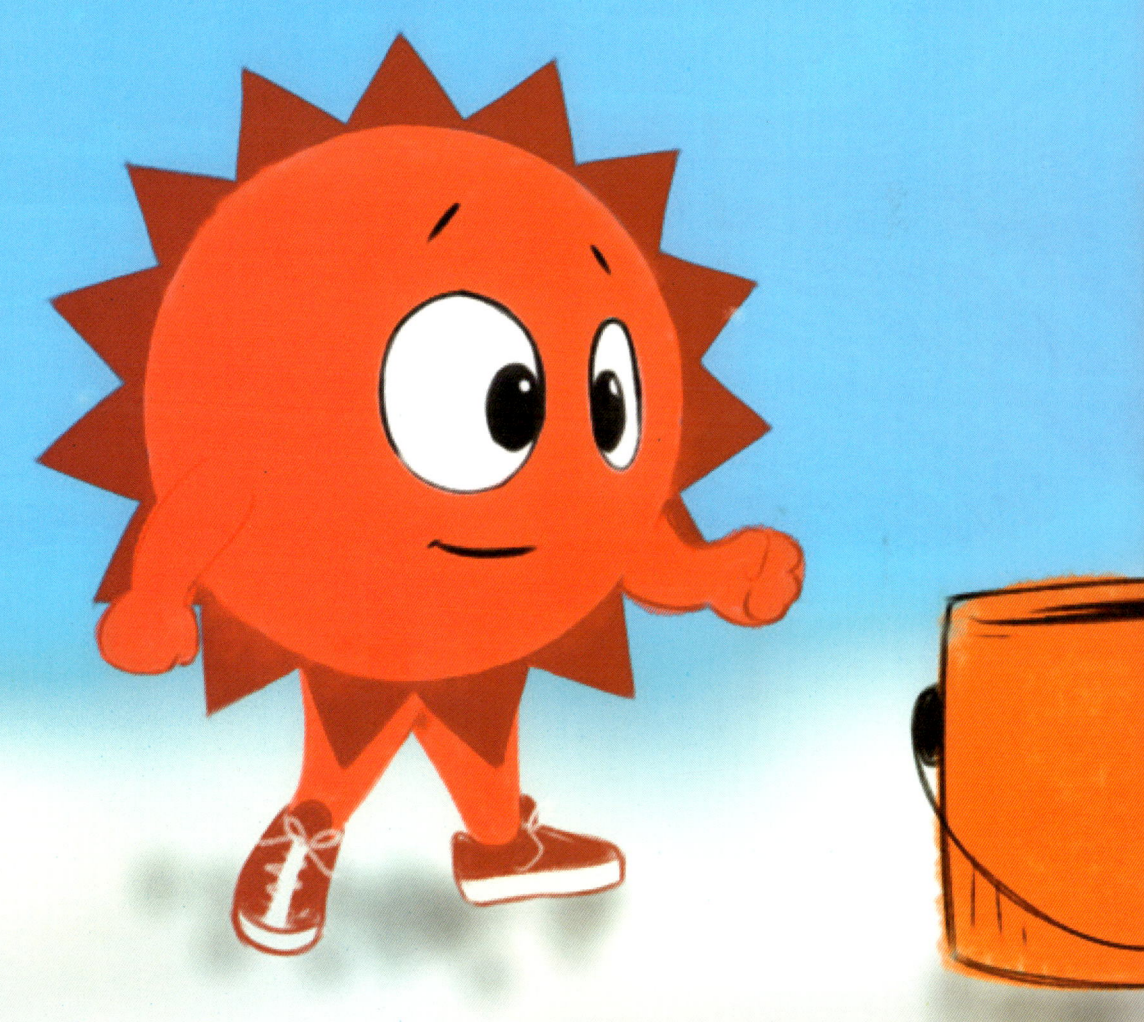

Ficou falante, comunicativo, confiante e muito criativo.

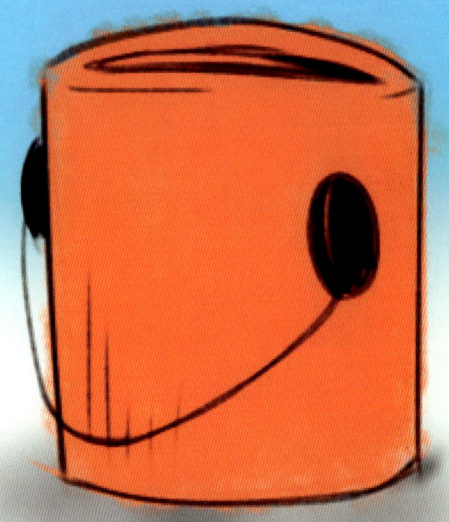
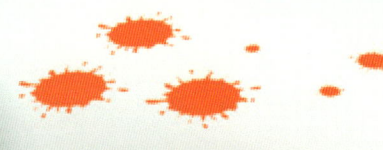

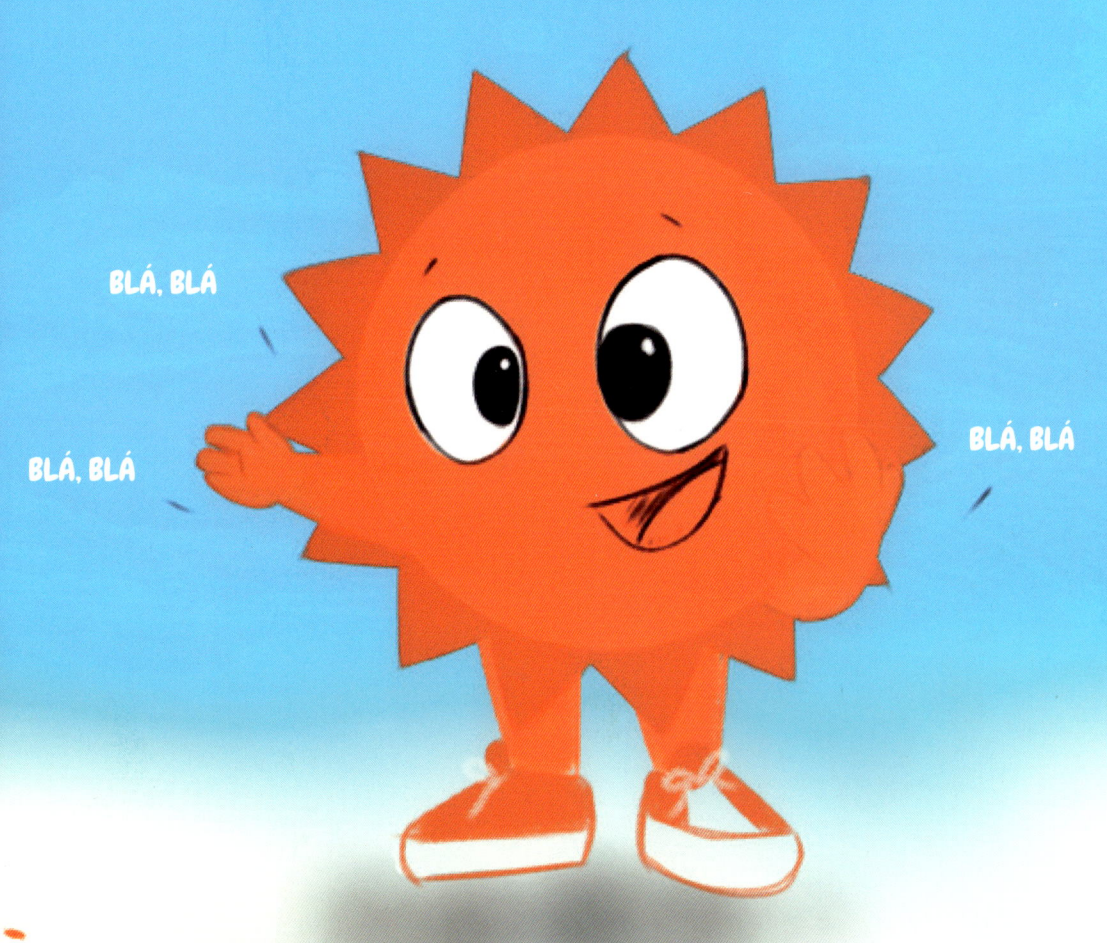

Porém a cor laranja proporcionou ao Solzinho a capacidade de mudar. E mudou para a cor verde.

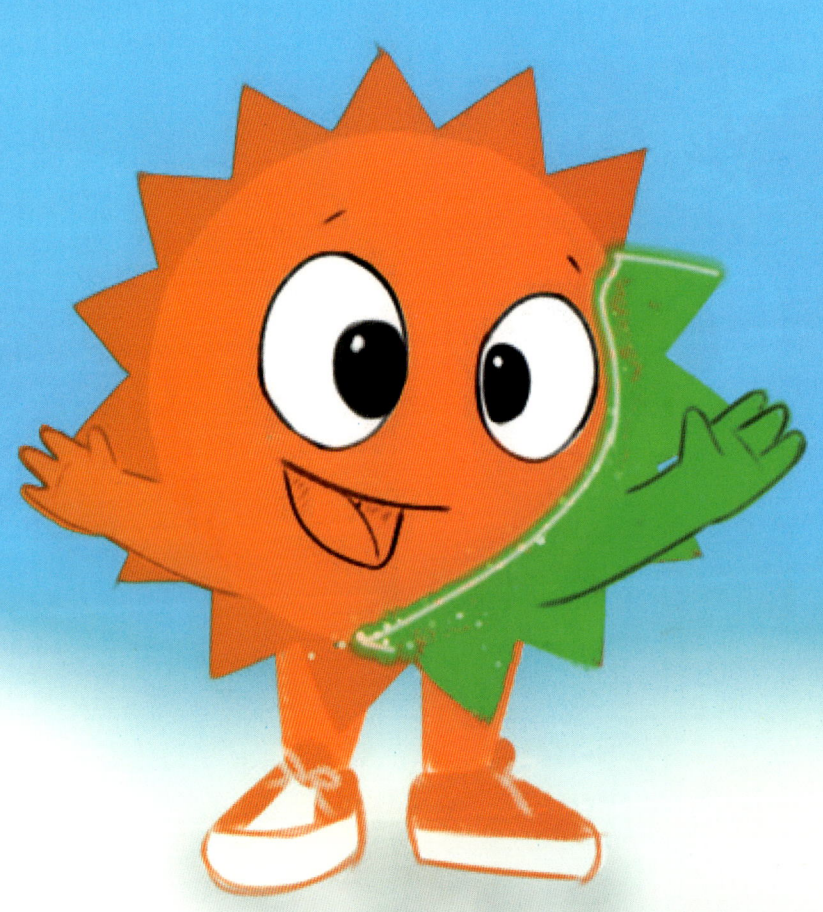

Agora, foi conhecer a fundo a cor verde.
Vocês conseguem imaginar o Solzinho verde?

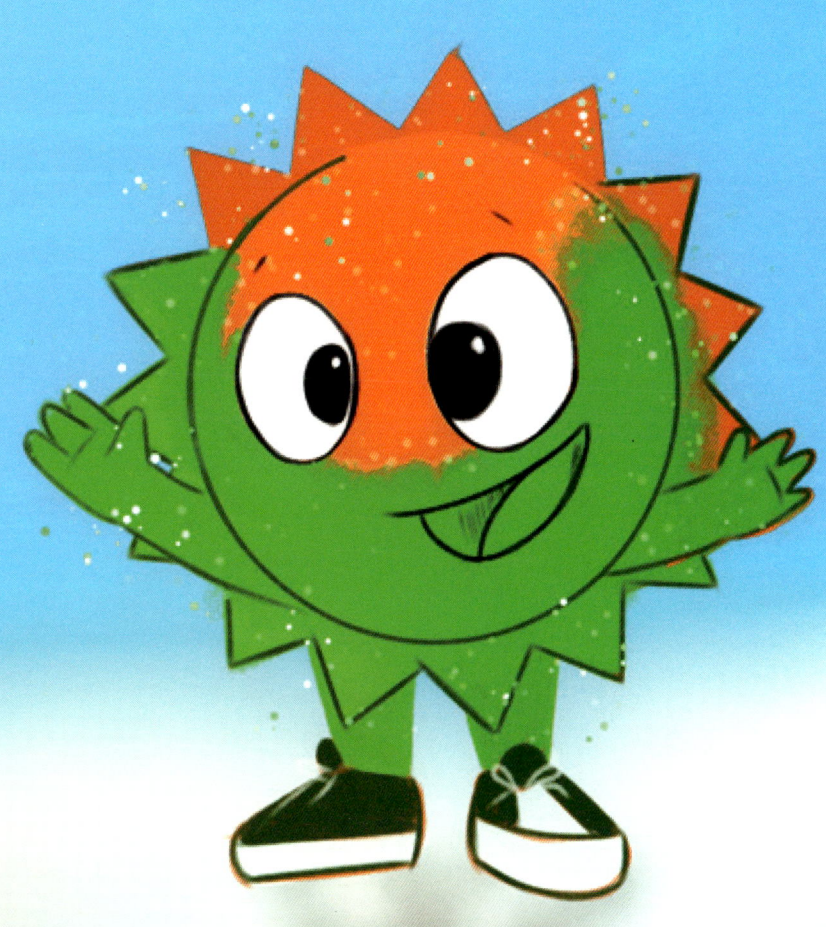

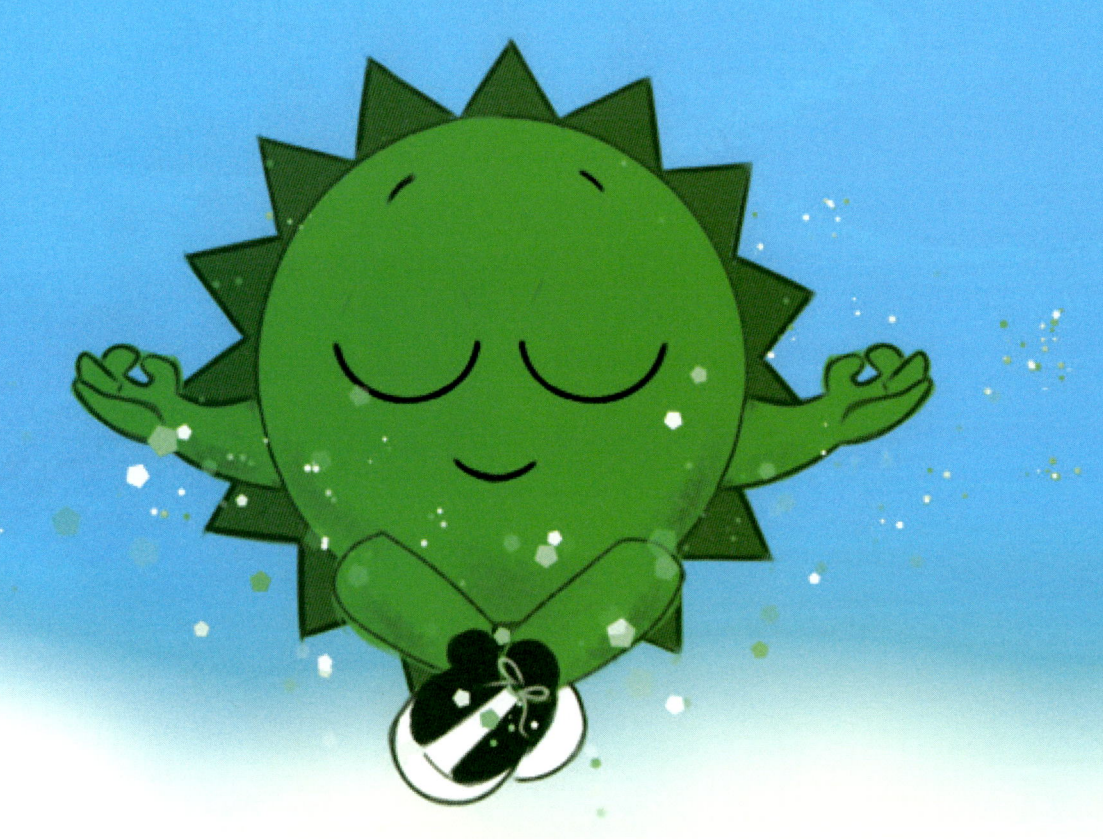

**Então vejam como ficou gracioso!
O Solzinho encheu-se de esperança, sentiu-se calmo
e equilibrado nas suas emoções e sentimentos.**

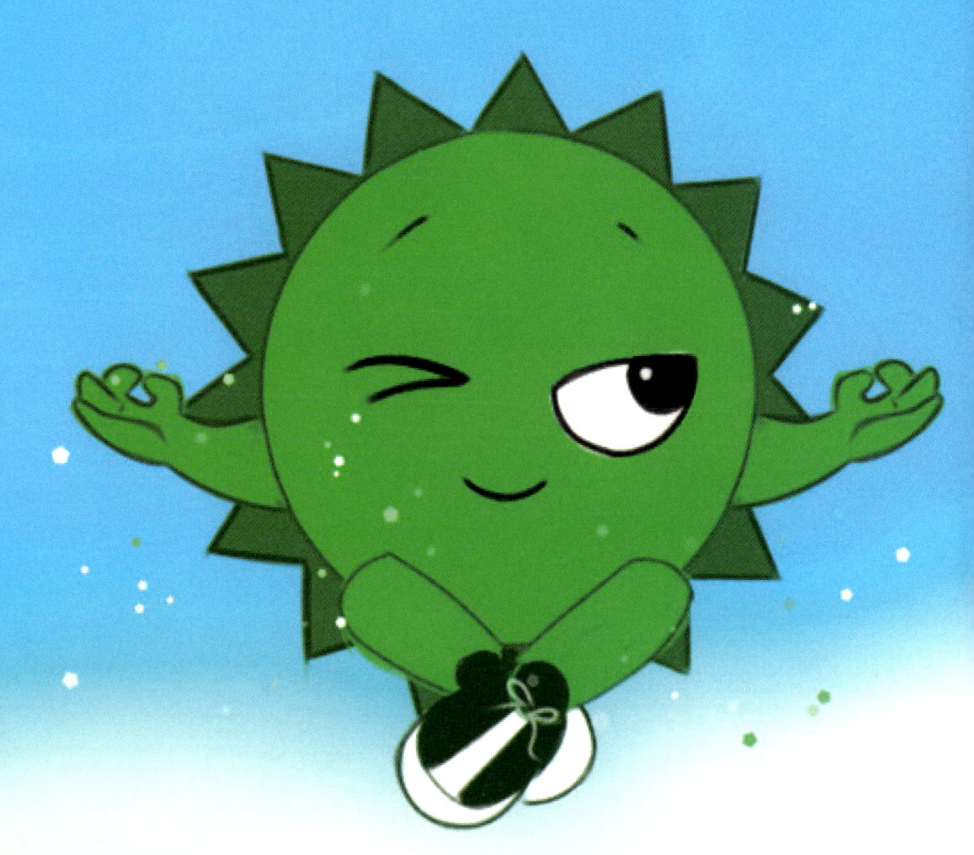

Mas a inquietude não o deixava parar, foi aí que conheceu a cor azul.

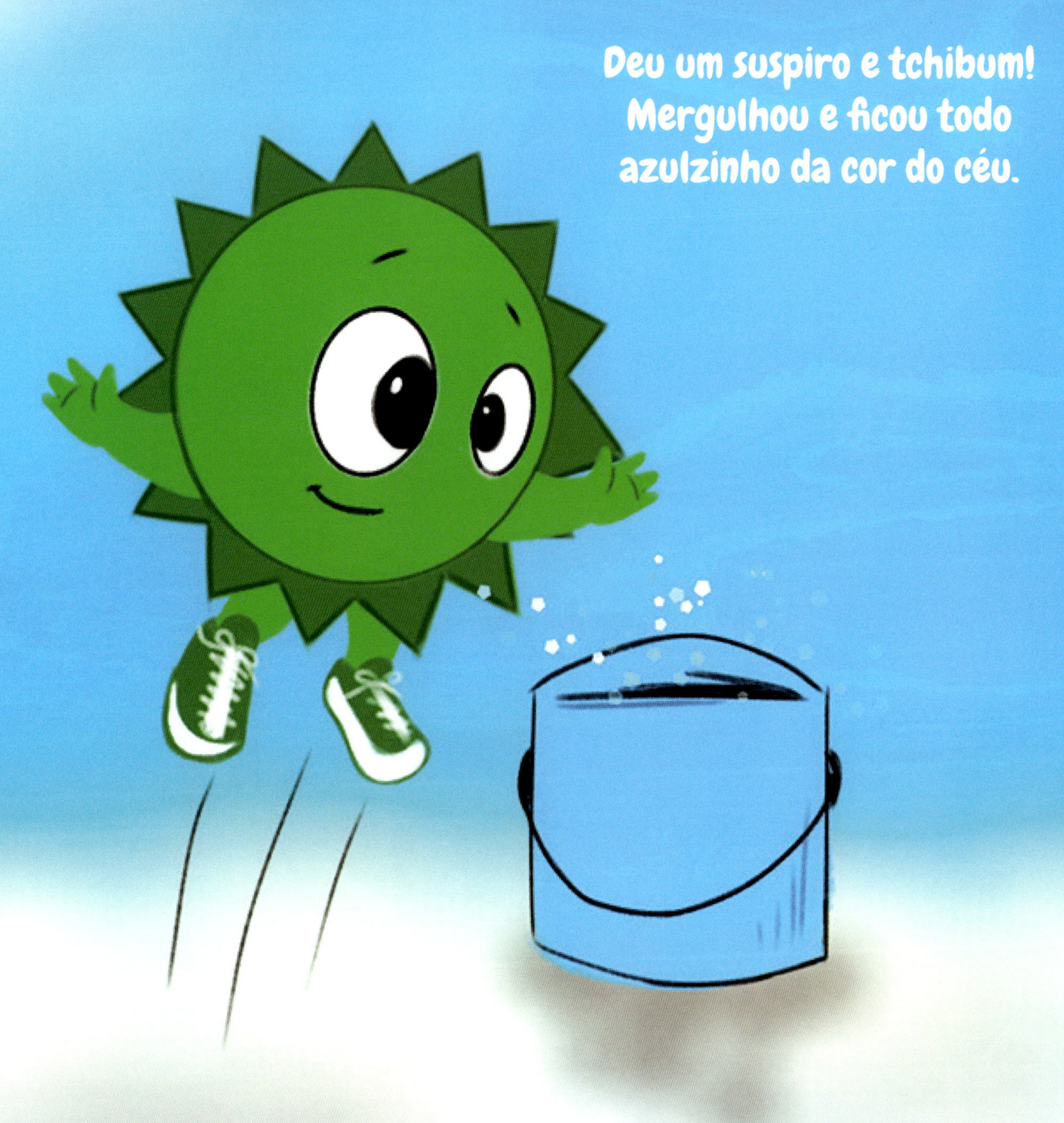

O Solzinho ficou calminho, relaxadinho,
o azul deu a ele uma calmaria só.
Vocês acham que o Solzinho ficaria calmo? Que nada!
Ele continuou suas aventuras de descobertas.

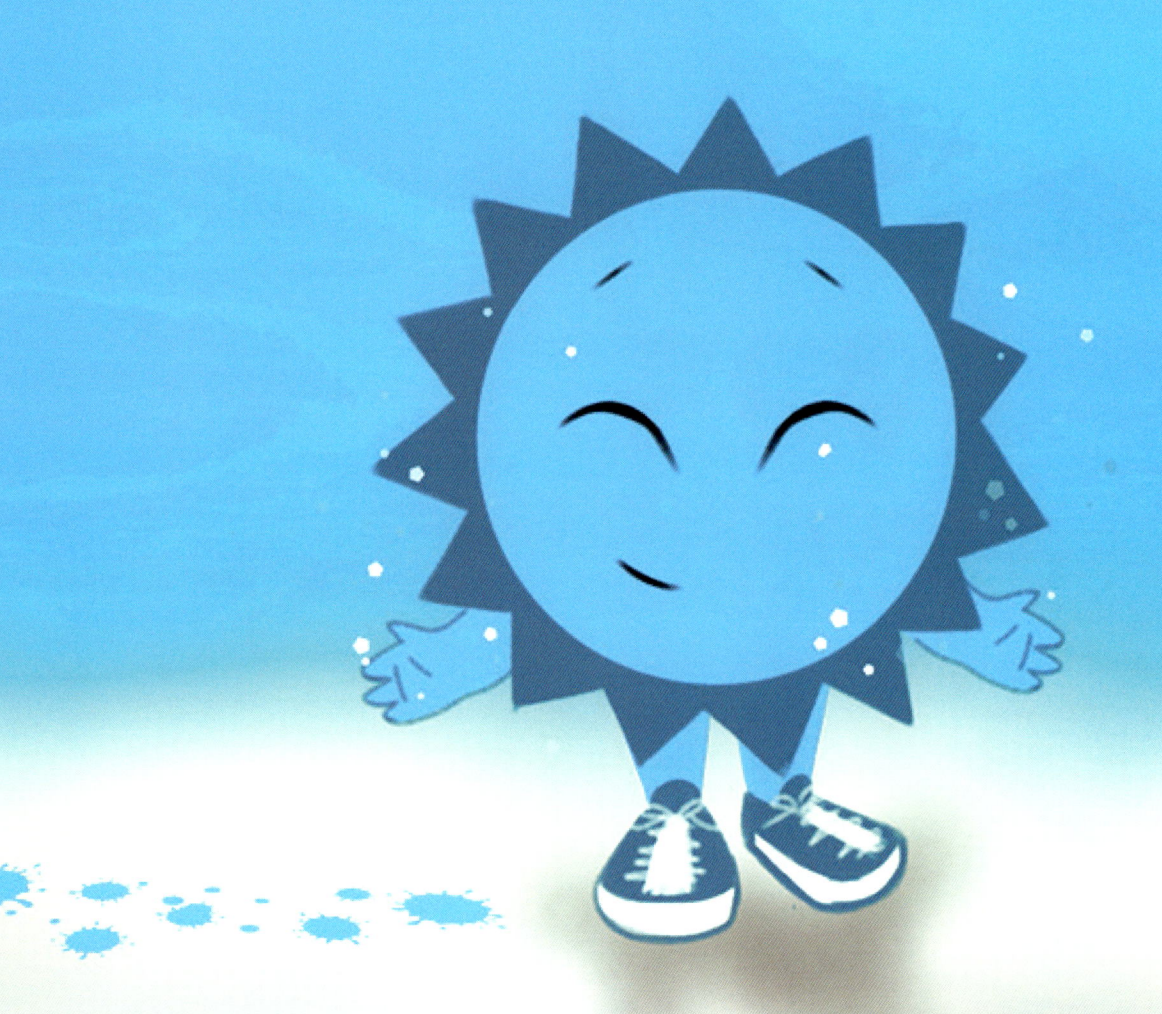

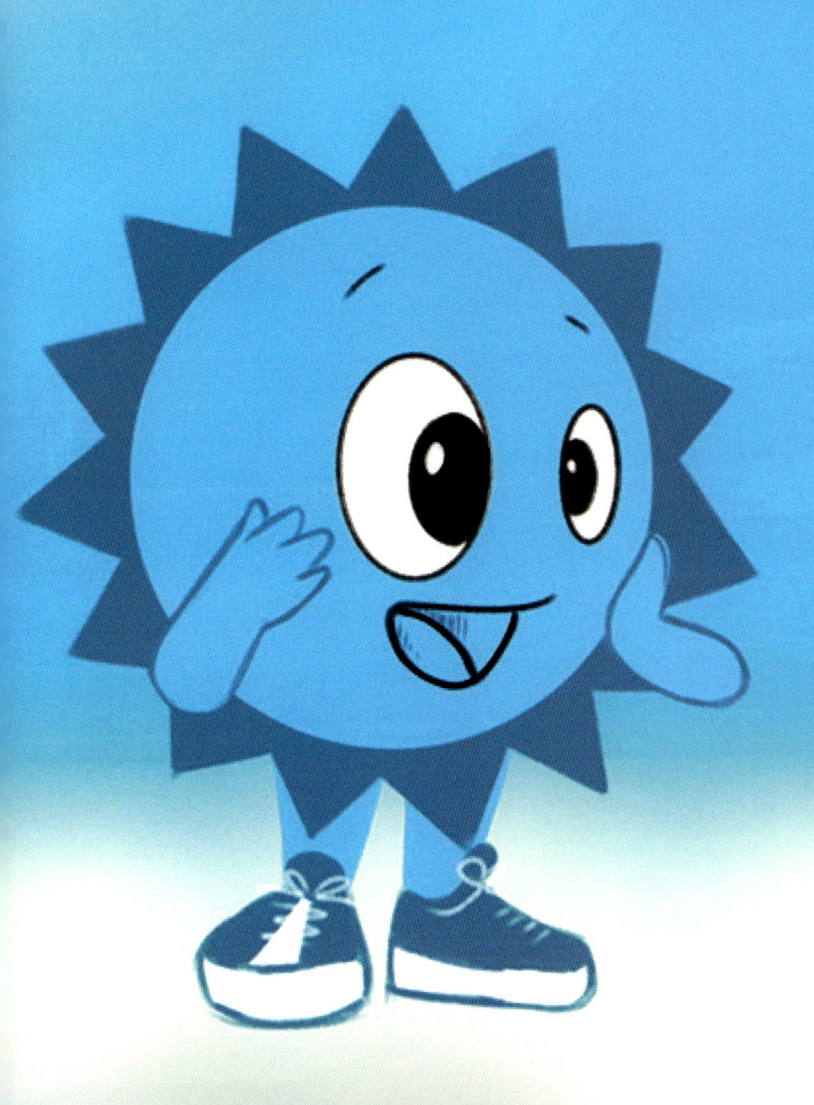

Quando olhou para as cores e viu um azul profundo, era a cor índigo.

Ele pensou:

– Agora vou ficar lindão com essa cor!

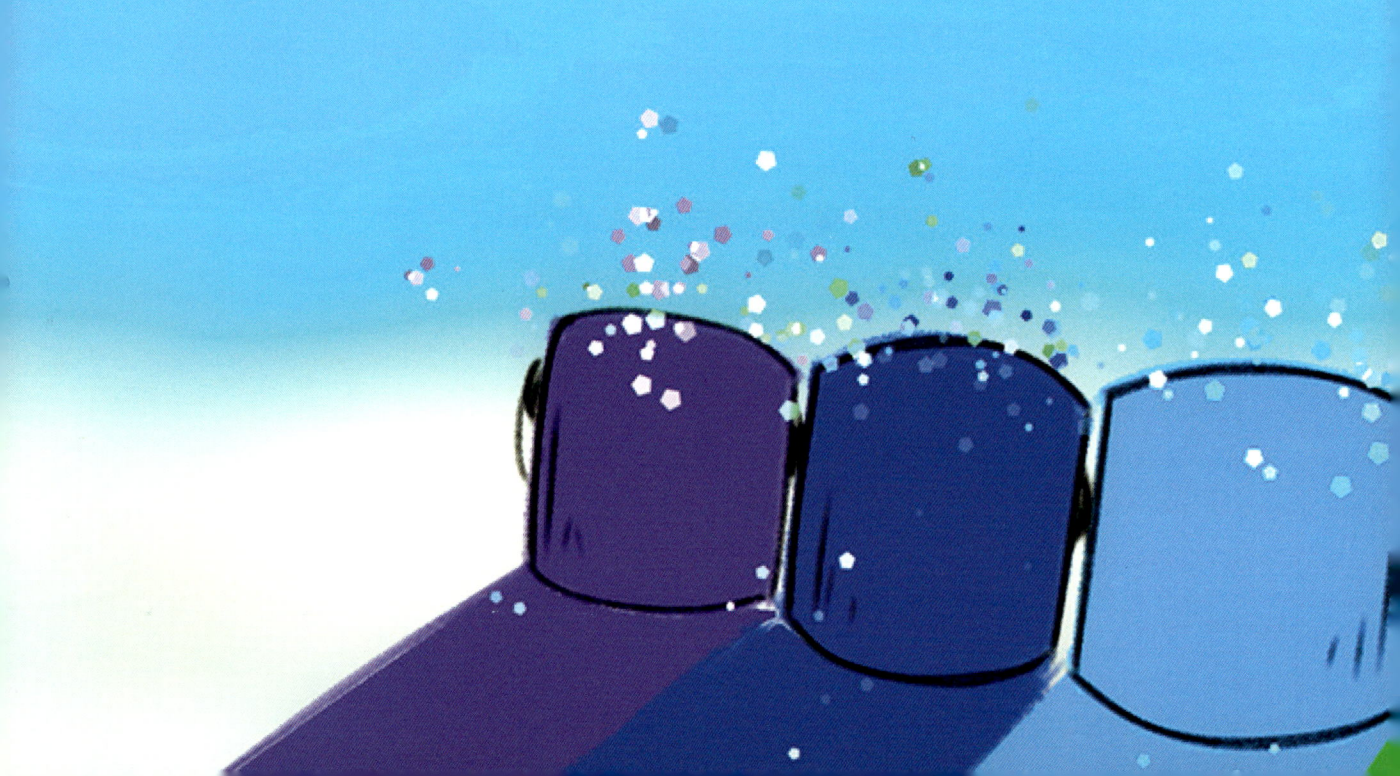

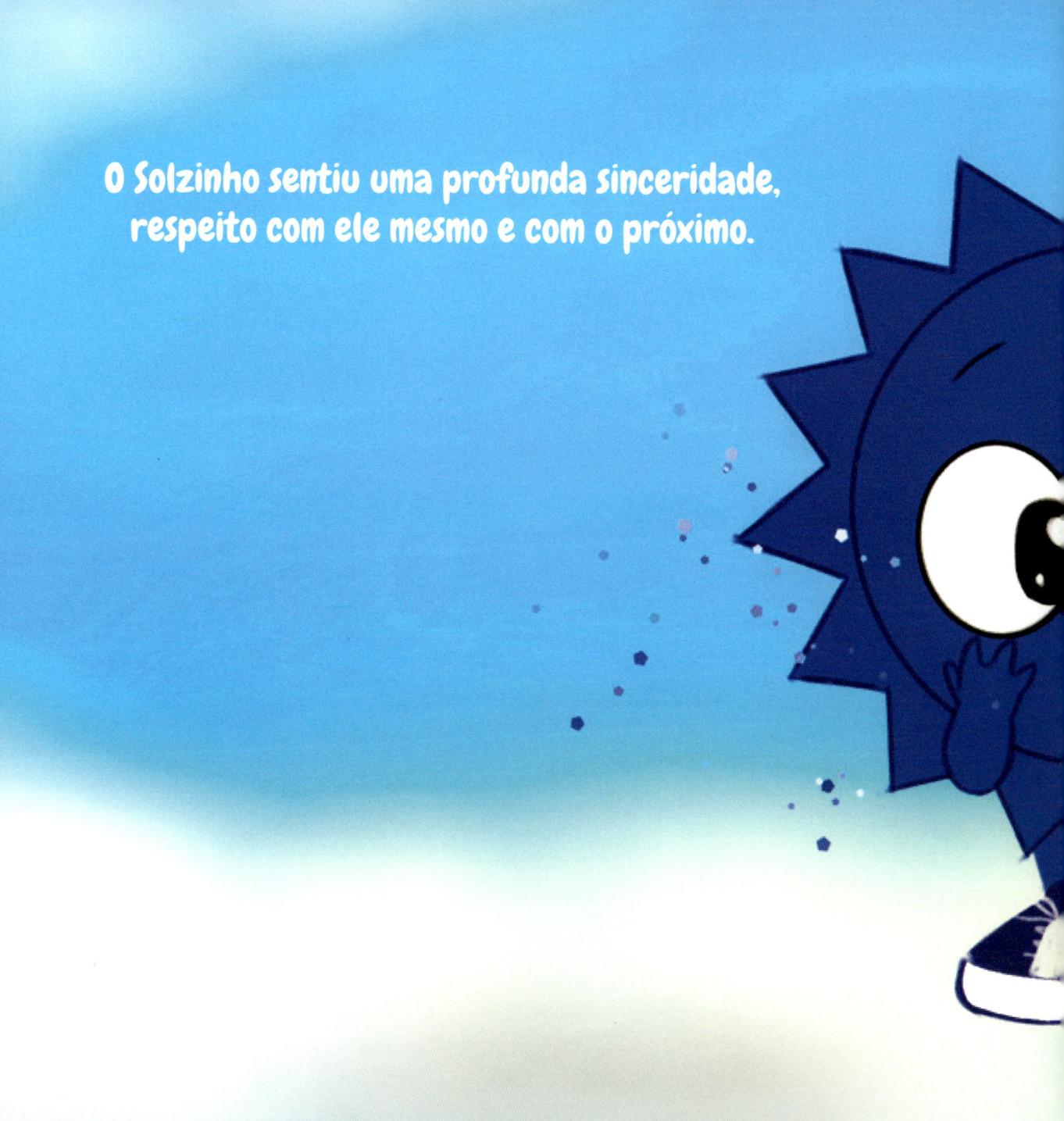

O Solzinho sentiu uma profunda sinceridade, respeito com ele mesmo e com o próximo.

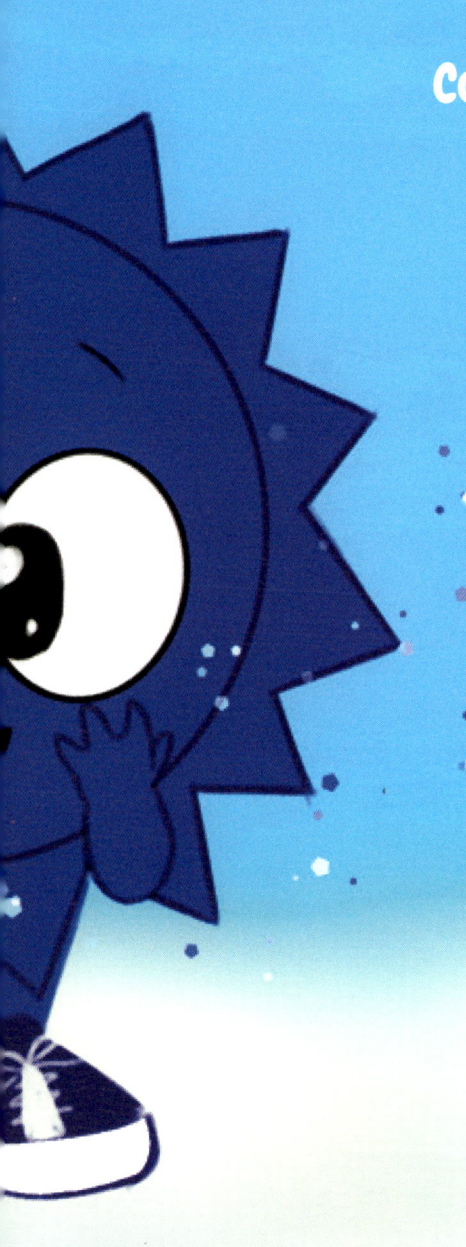

Como não estava nem um pouco satisfeito,
sempre à procura de mudar sua cor,
foi aí que conheceu a cor violeta.

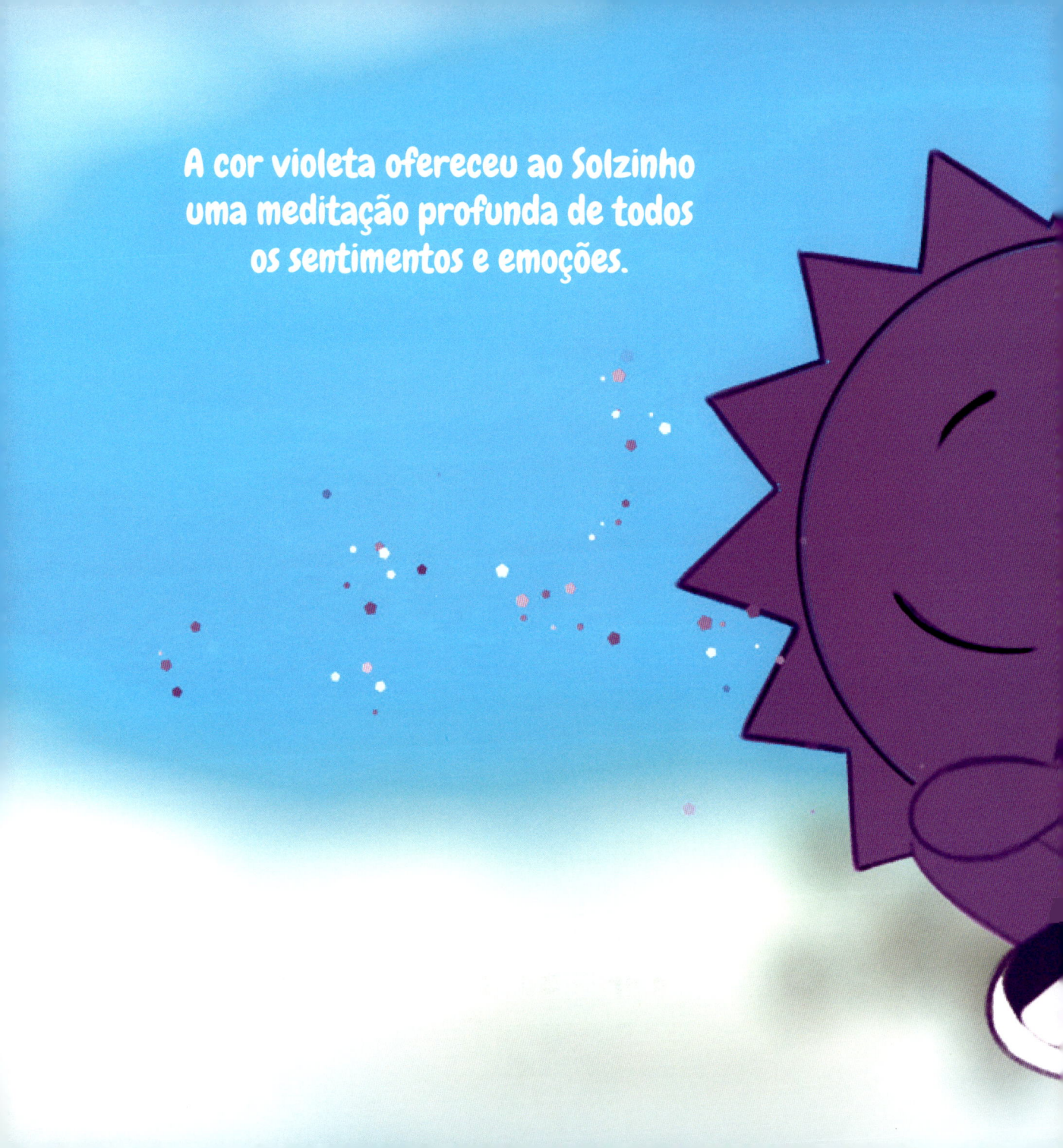

A cor violeta ofereceu ao Solzinho uma meditação profunda de todos os sentimentos e emoções.

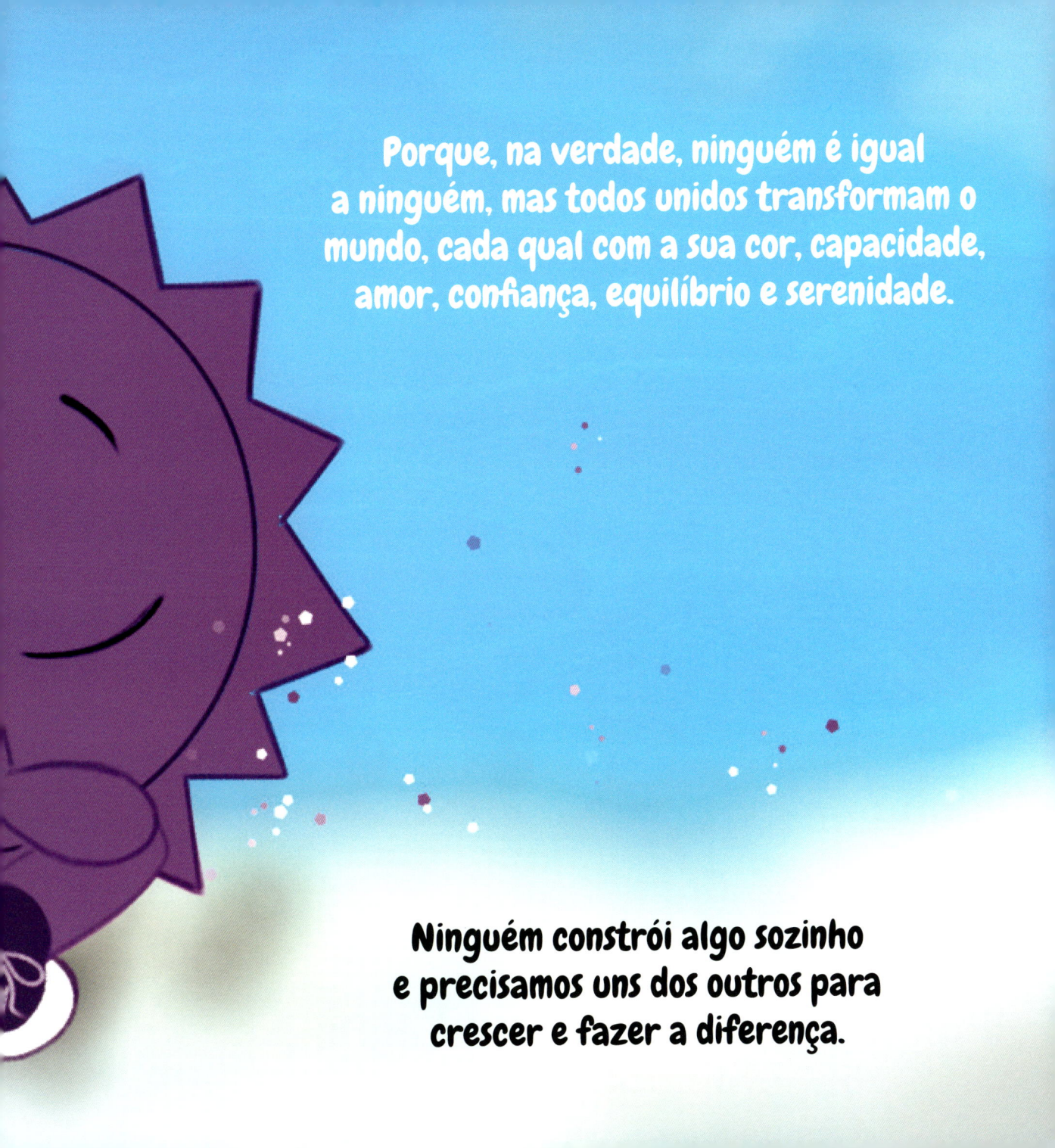

Porque, na verdade, ninguém é igual a ninguém, mas todos unidos transformam o mundo, cada qual com a sua cor, capacidade, amor, confiança, equilíbrio e serenidade.

Ninguém constrói algo sozinho e precisamos uns dos outros para crescer e fazer a diferença.

O Solzinho abriu seus olhos
e percebeu que faltava mais uma cor
para mergulhar... Você sabe qual é?

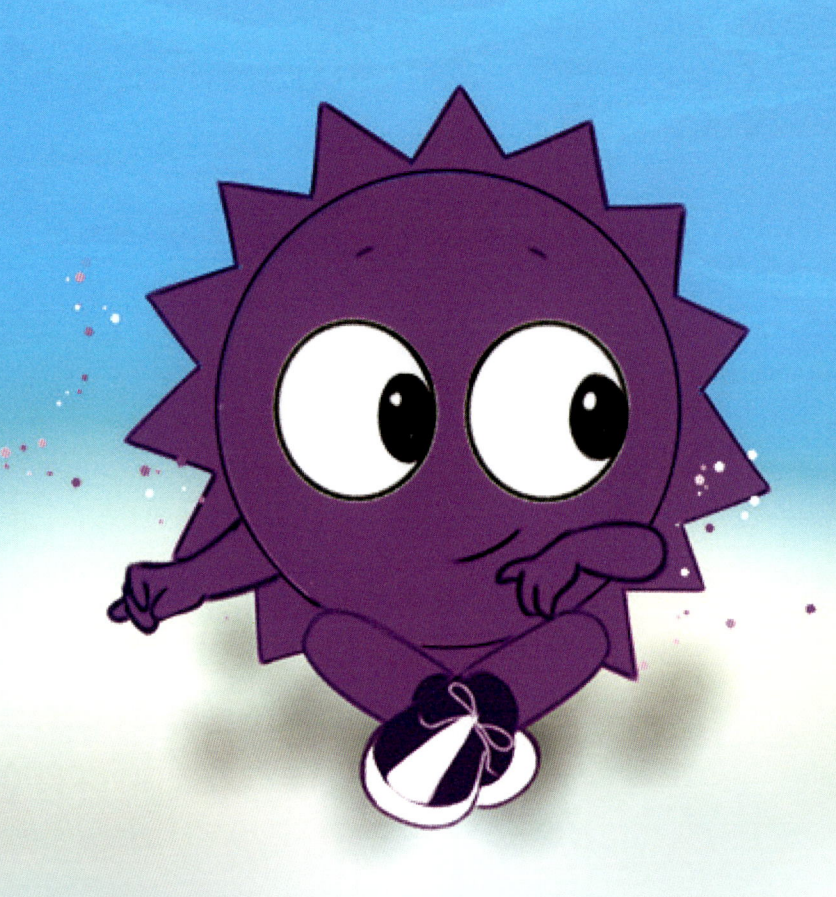

Isso mesmo, a cor amarela,
que, na verdade, era sua própria cor.

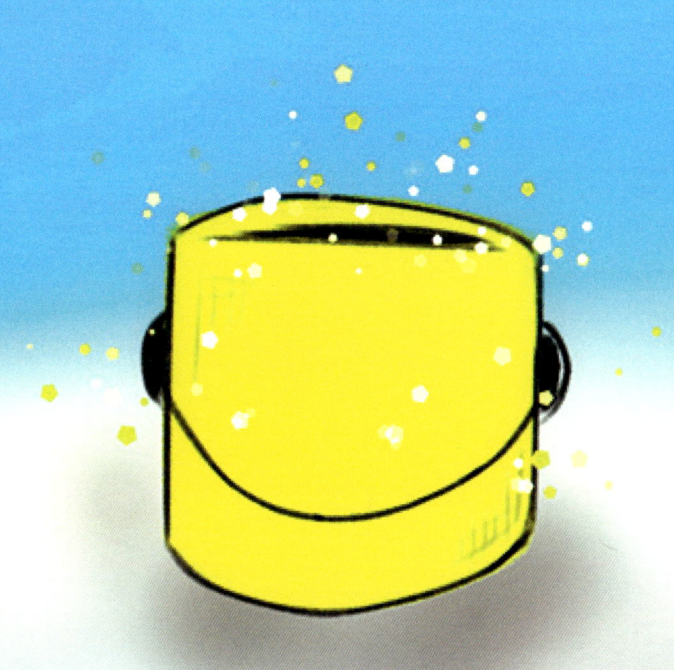

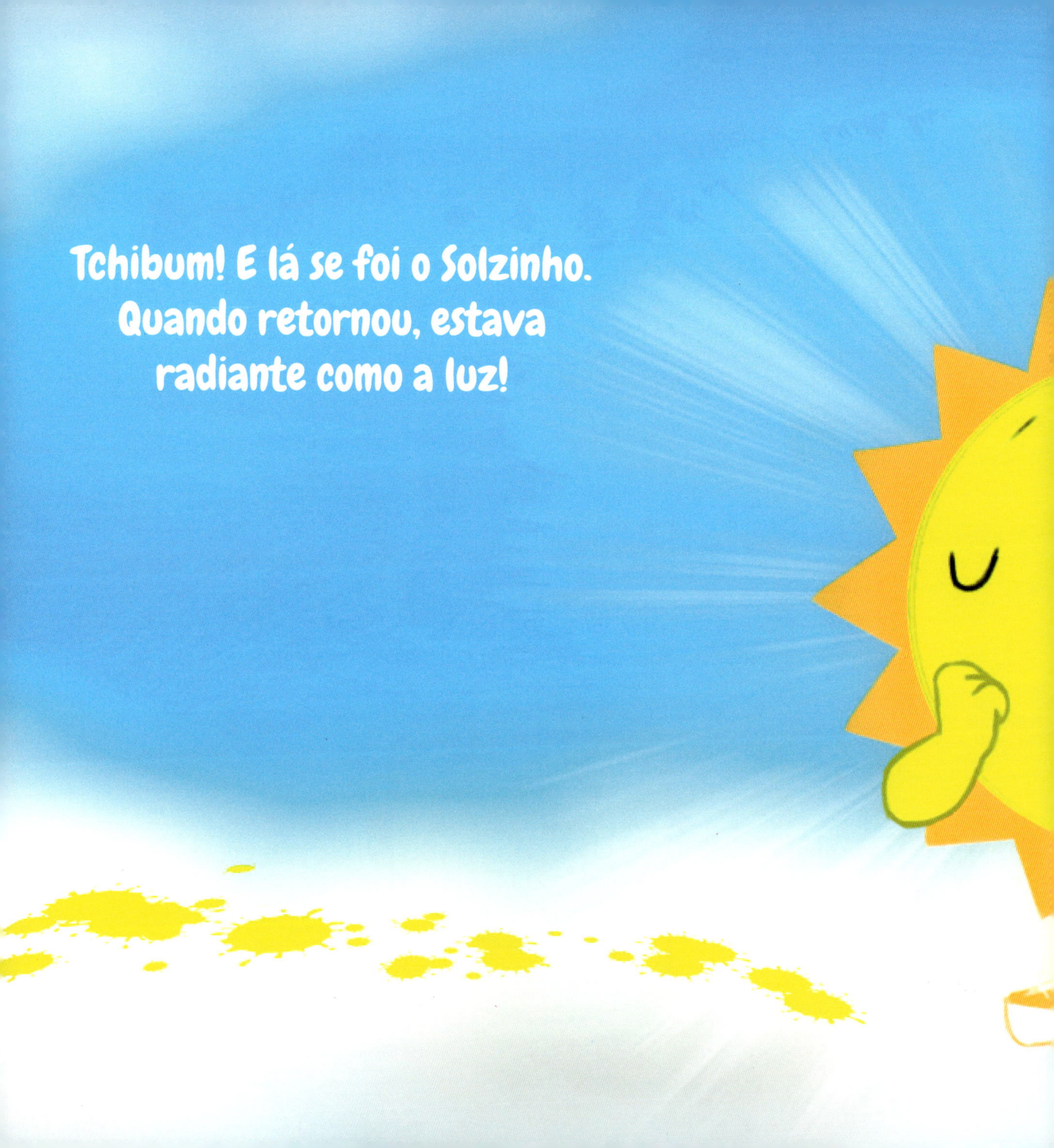

Tchibum! E lá se foi o Solzinho. Quando retornou, estava radiante como a luz!

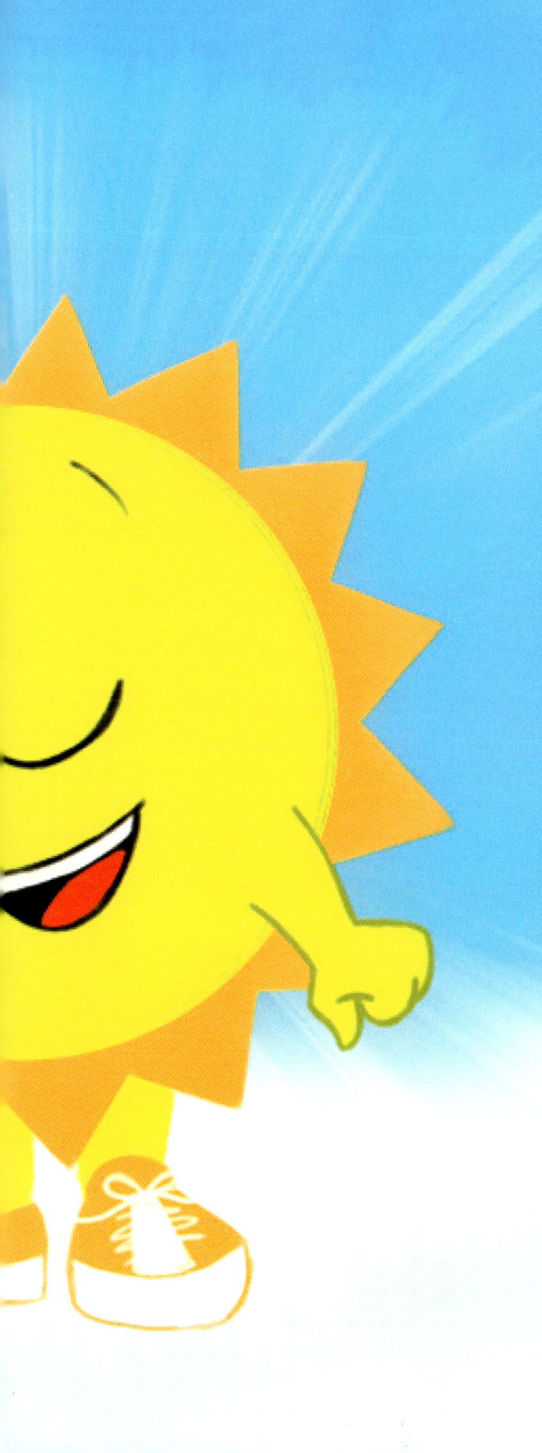

Cheio de alegria de viver
e ainda mais belo e jovem.

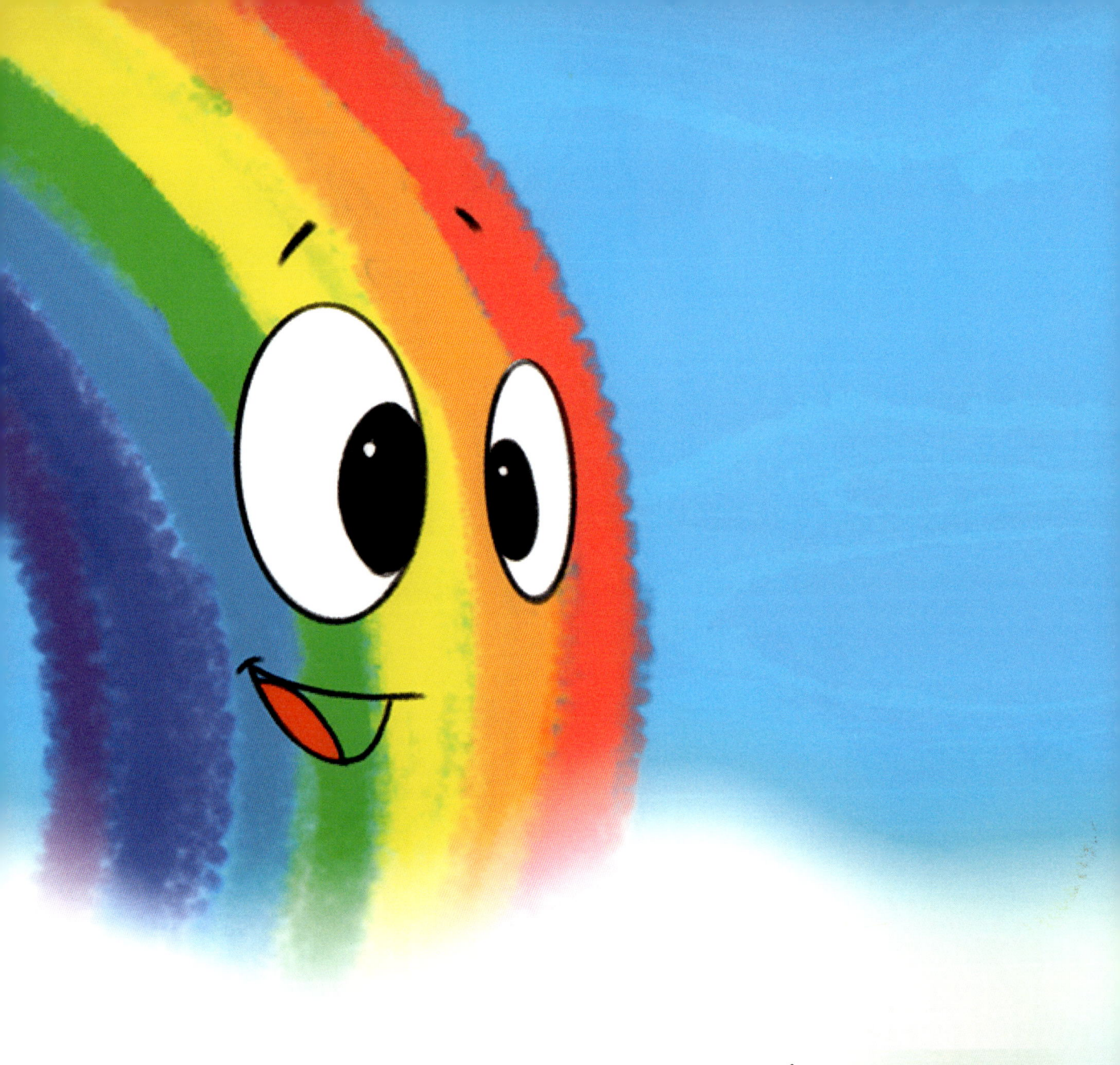

Então apareceu o senhor Arco-Íris e perguntou ao Solzinho como se sentia.

E o Solzinho respondeu:

– Mergulhei em todas as suas cores, vivi todas as experiências e aprendi o valor de cada uma e o que representam. Percebi como é importante ser do jeitinho que somos. Unidos, um completa o outro e esse é o ciclo da vida!

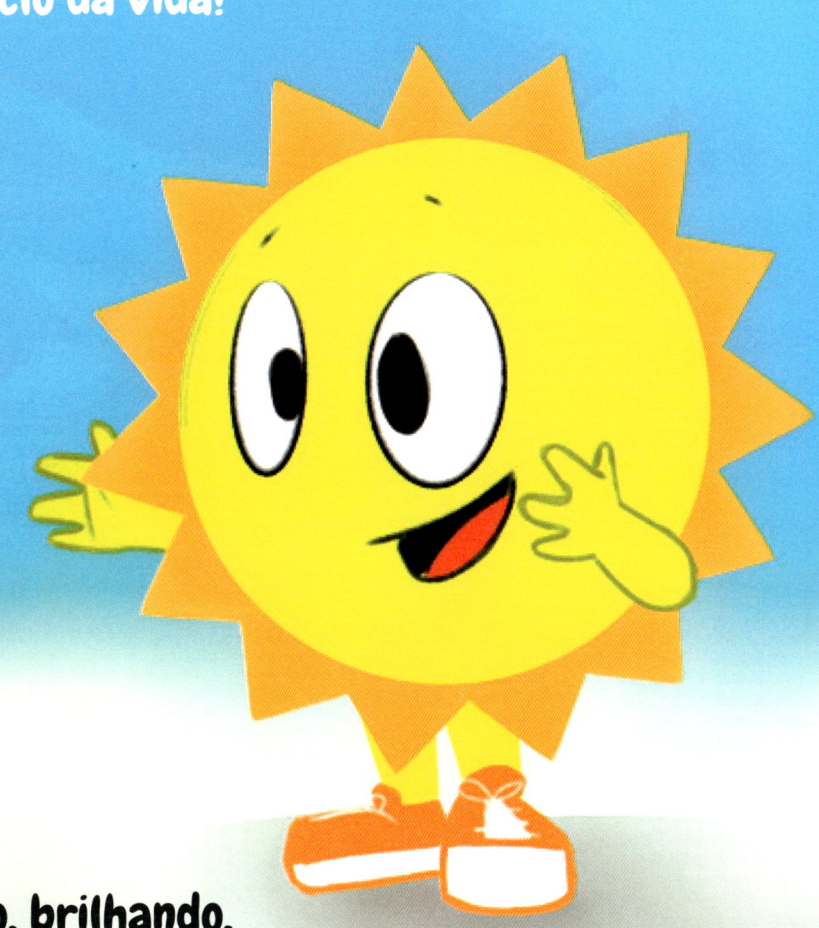

E lá se foi o Solzinho, brilhando, para suas muitas outras aventuras.

E, feliz da vida, o Solzinho diz a você:
— Seja você! Seja feliz! Ame-se!

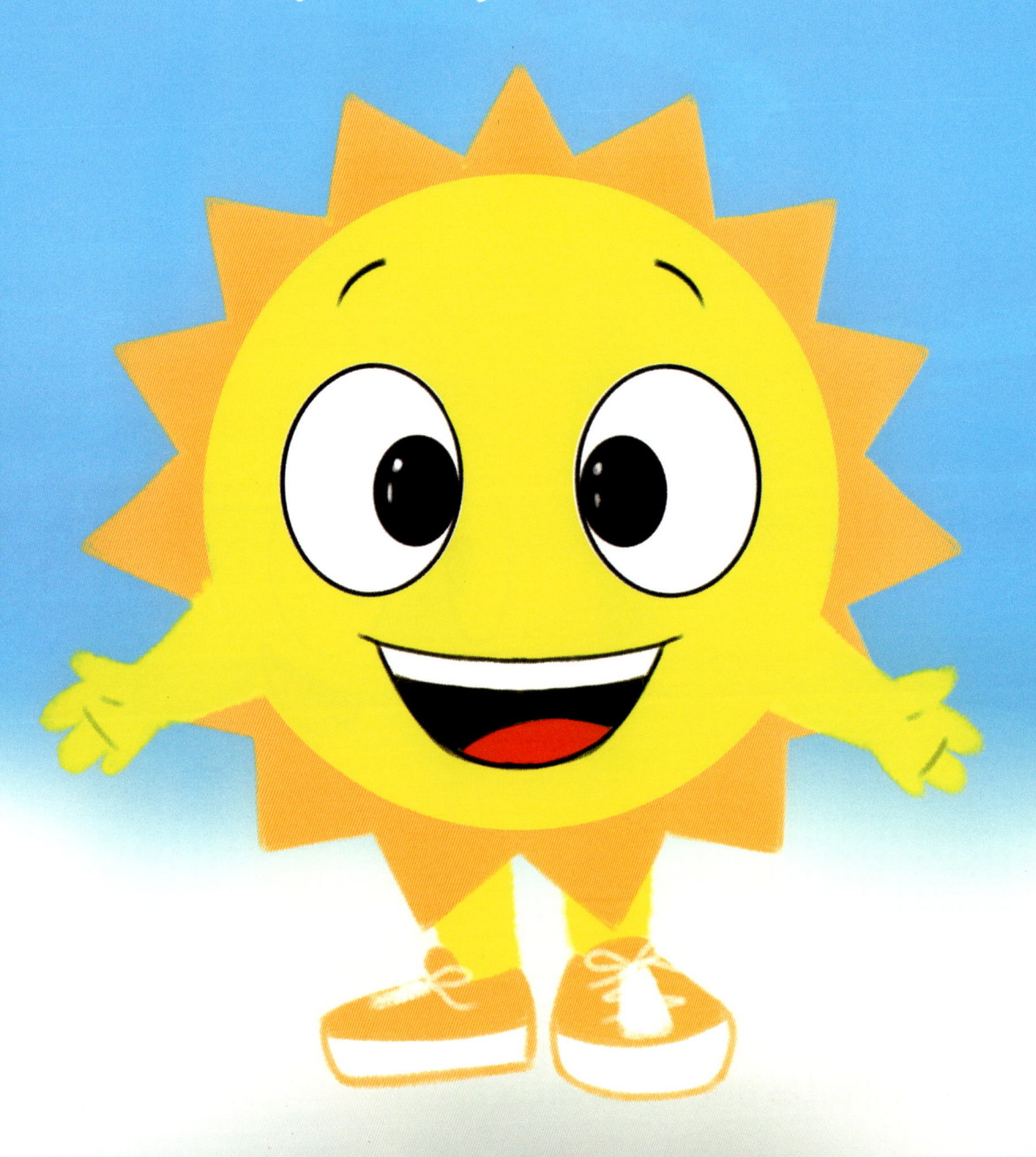

E você, qual a sua cor preferida?

Se pudesse colorir o nosso planeta, de que cor seria?

Se quiser, compartilhe conosco, iremos ficar encantados com suas aventuras e descobertas.

Chame o papai, a mamãe ou quem estiver lendo esta história com você e nos envie a sua cartinha.

E-mail: crismartinez@vercrescer.com

Acompanhe a escritora pelas redes sociais:

Instagram: @vercrescer
Facebook: @vercrescer

Ninguém é igual a ninguém!

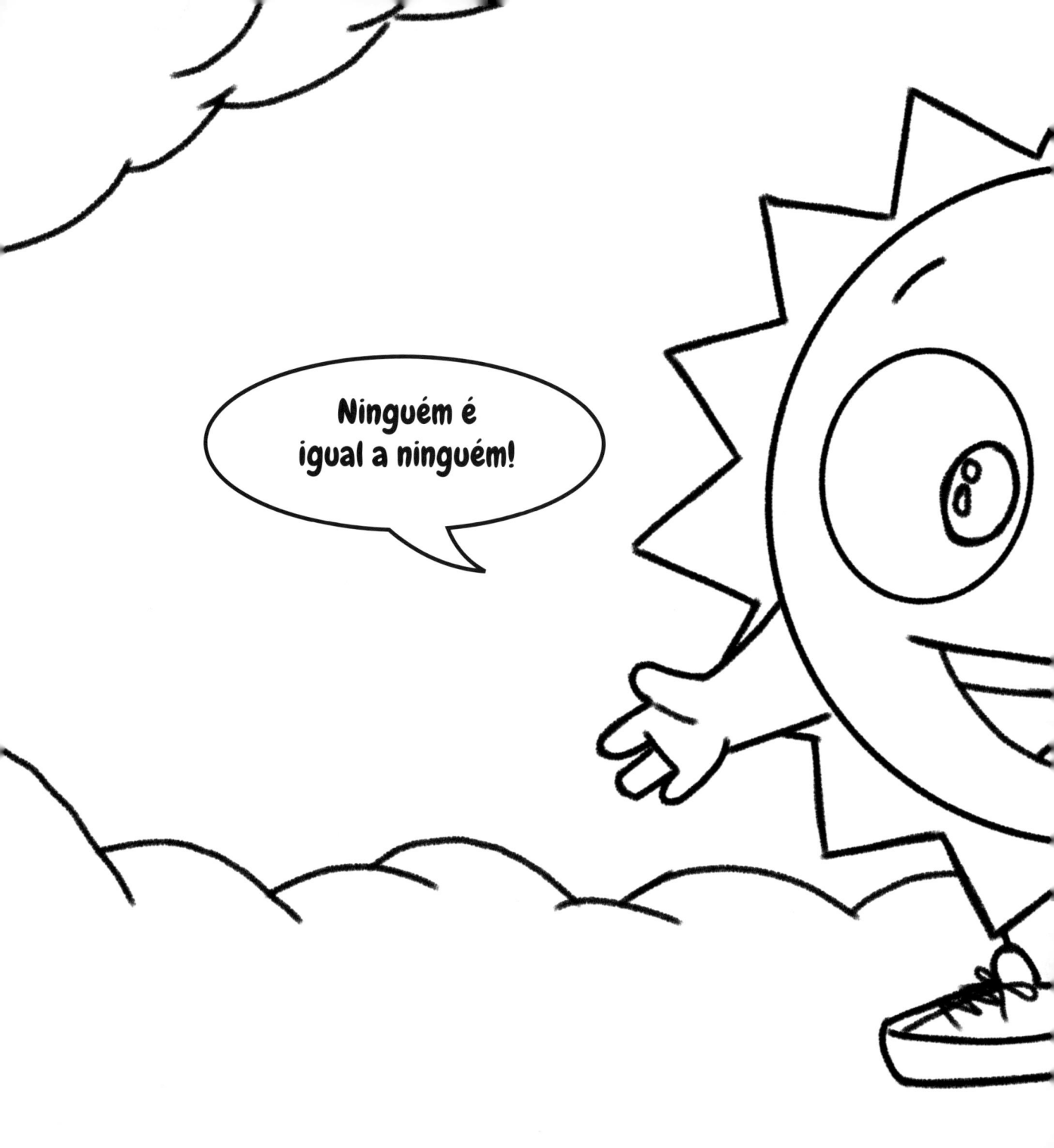

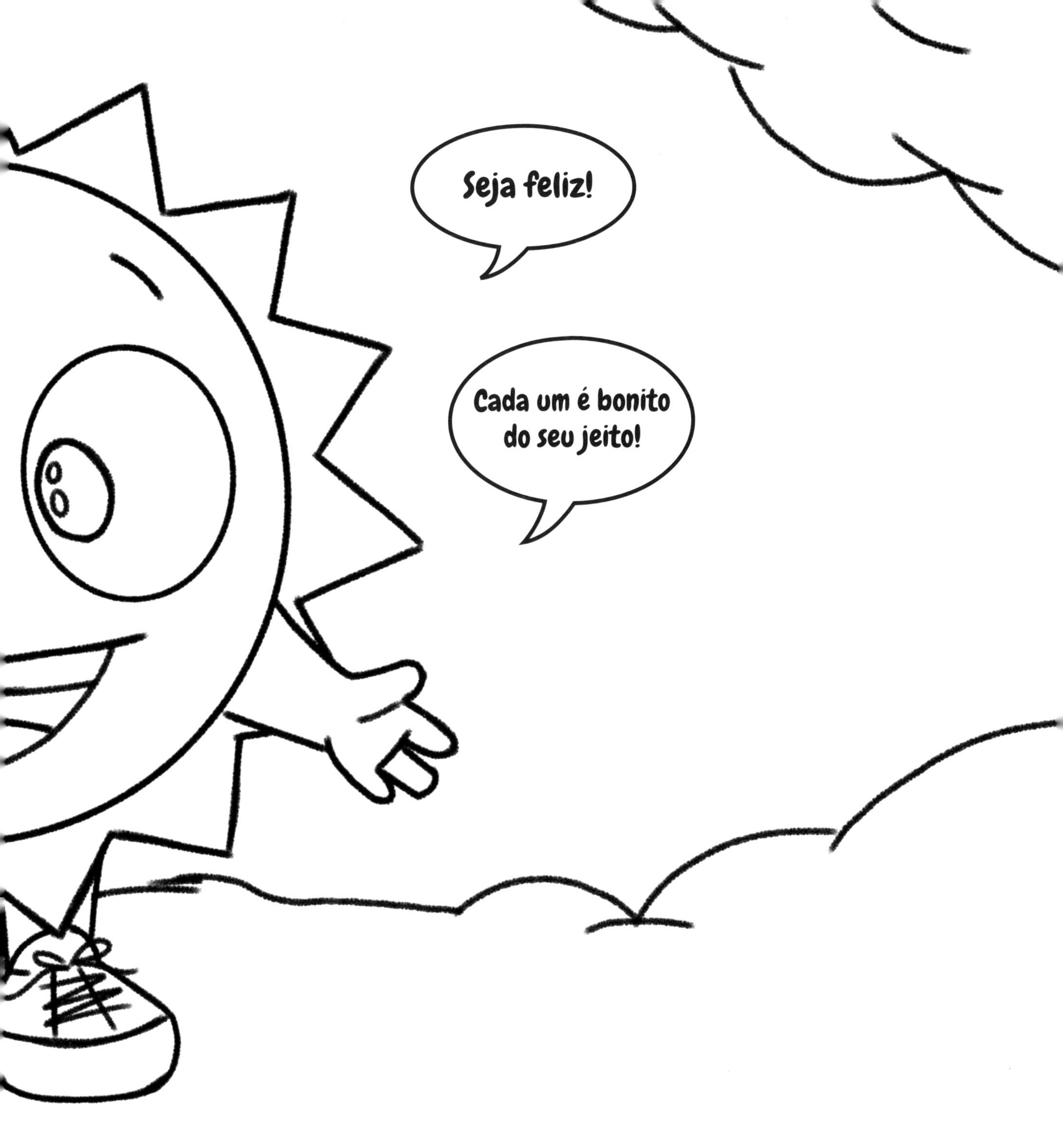
Seja feliz!
Cada um é bonito do seu jeito!

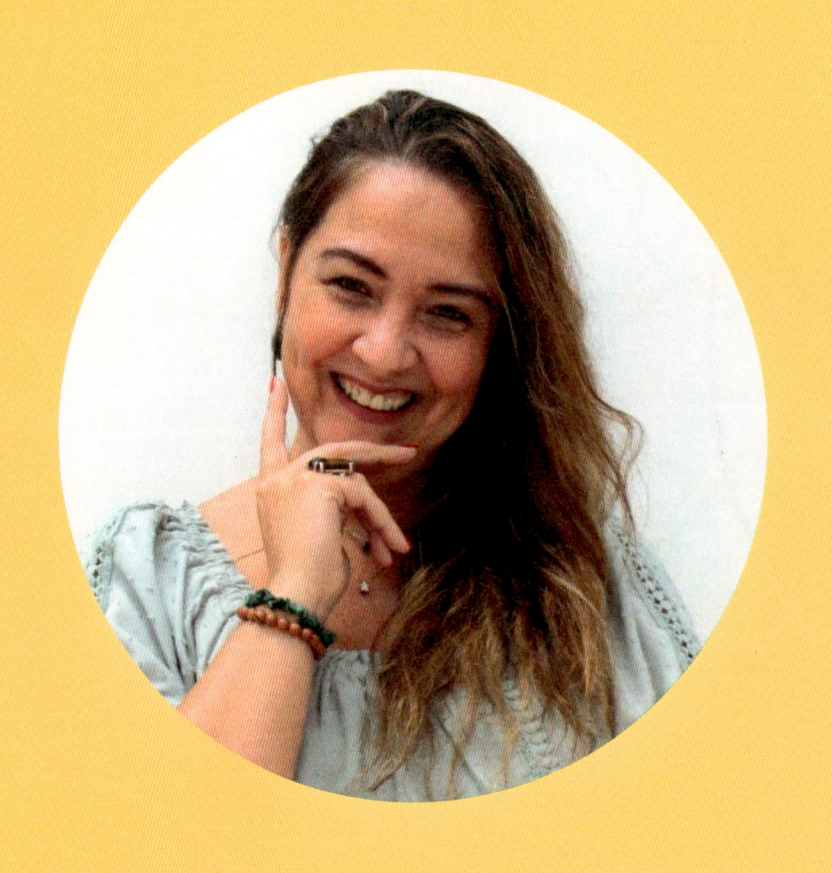

Cristina Martinez

Cristina nasceu no interior de São Paulo, cidade de Ipaussu, desde pequena ama as crianças, plantas e animais. Cresceu, casou e realizou seu sonho de ser mãe, hoje tem um lindo filho que se chama Henrique, a razão de seu viver, tendo sua família como seu porto seguro. Sempre muito estudiosa e apaixonada pelo desenvolvimento infantil, aprimorou seus conhecimentos, fez faculdade de Pedagogia, pós-graduação em Medicina Comportamental pela Universidade Federal São Paulo (UNIFESP), entre outras especializações. Há 19 anos, diretora e mantenedora da Escola de Educação Infantil Ver Crescer, situada em São Paulo. Agora chegou o momento de escrever aos pequenos de todas as idades e embalar a sua criança interior, encorajar a descobrir que ninguém é igual a ninguém e cada um tem a sua beleza.

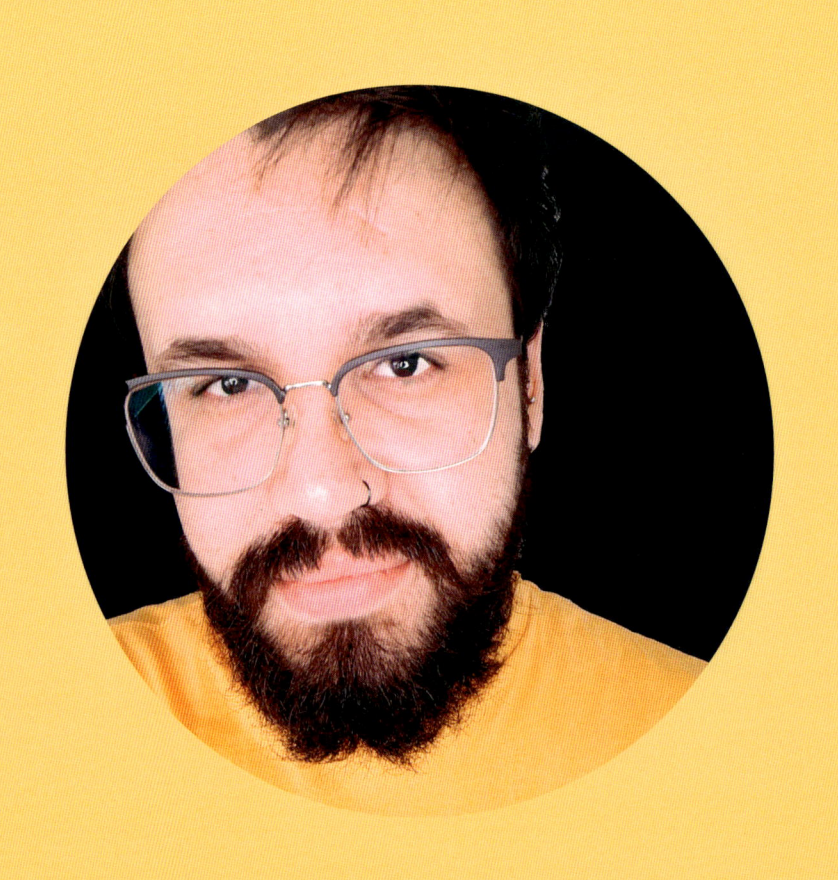

Theo Augusto Tresolavy

Theo Augusto Tresolavy, 30 anos, músico, tatuador, desenhista e ilustrador. Nascido e criado em Guarulhos, na grande São Paulo, desde criança é envolvido com artes. No papel, tem o foco em retratos realistas e, na ilustração digital, trabalha em diversas áreas.

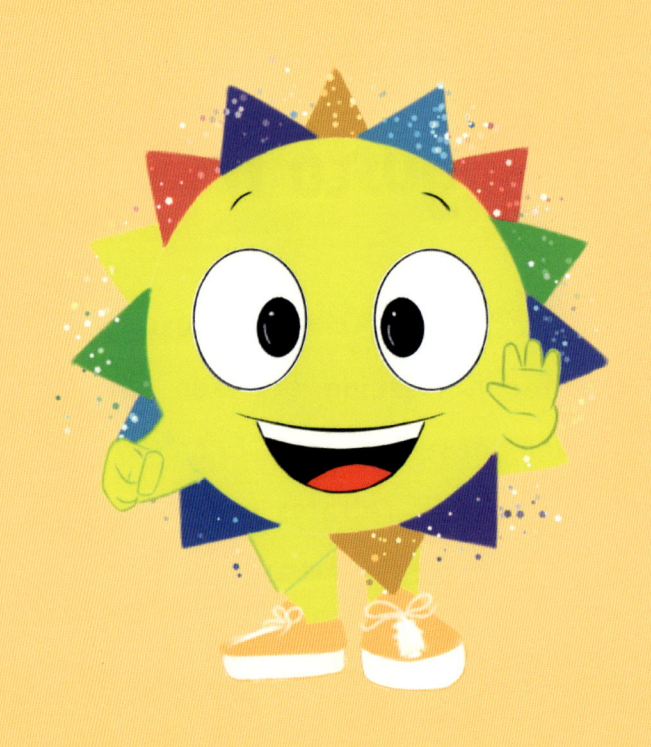